戏剧治疗理论与实务

陈贵玲◎著

新 华 出 版 社

图书在版编目（CIP）数据

戏剧治疗理论与实务 / 陈贵玲著. -- 北京：新华出版社，2020.11
  ISBN 978-7-5166-5506-1

  Ⅰ. ①戏… Ⅱ. ①陈… Ⅲ. ①戏剧－应用－精神疗法
Ⅳ. ①R493

  中国版本图书馆 CIP 数据核字（2020）第 220099 号

戏剧治疗理论与实务

作　　者：陈贵玲

责任编辑：徐　光　　　　　　　　　封面设计：王　斌

出版发行：新华出版社

地　　址：北京石景山区京原路 8 号　　　邮　　编：100040

网　　址：http://www.xinhuapub.com

经　　销：新华书店

　　　　　新华出版社天猫旗舰店、京东旗舰店及各大网店

购书热线：010-63077122　　　　　中国新闻书店购书热线：010-63072012

照　　排：新华出版社照排中心

印　　刷：三河市明华印务有限公司

成品尺寸：170mm×230mm

印　　张：12　　　　　　　　　　　字　　数：213 千字

版　　次：2021 年 5 月第一版　　　　印　　次：2021 年 5 月第一次印刷

书　　号：ISBN 978-7-5166-5506-1

定　　价：68.00 元

前　言

我与戏剧治疗的结缘，大约始于 2006 年。美国明尼苏达州马利维大学音乐治疗系主任、Moreno 表达性艺术治疗机构负责人、Moreno 中心主任约瑟夫·莫雷诺（Joseph Levy Moreno）教授来中国举办工作坊，9 月份在南京我参加了为期五天的音乐心理剧工作坊。由于工作的原因，那时个人刚刚接受艺术心理学相关教学任务，开始筹备艺术心理治疗方向硕士课程内容建设，对全国乃至世界范围内戏剧治疗发展状况及相关理论倍加关注。在此背景下，工作坊的参与算是第一次真正接触到戏剧治疗实践，成为培训过程中的辅角和观众，现场亲身体验戏剧疗法的"神奇"魅力。

自此开始，个人对戏剧治疗从关注到参与，通过课堂教学从理论研究到实务操作多向度展开。约瑟夫·莫雷诺是戏剧疗法的创始人、奥地利心理学家雅各布·莱维·莫伦诺（Jacob Levy Moreno，1889—1974）的侄子，他的演绎与展示明显带有初创者对戏剧疗法灌注的基本理念。作为传承人，约瑟夫·莫雷诺也有新的创造，他善于将音乐融入戏剧治疗的过程之中，将音乐治疗、心理剧治疗和多种艺术治疗整合，通过音乐、影像，音乐治疗等技术与传统行为心理剧相结合，超越单独使用的任何一种方法。工作坊的培训过程让我领略到莫伦诺将音乐融入戏剧治疗所取得的良好治疗效果，对音乐心理剧的技术路线与内在逻辑有了一定认知和把握。2007 年起开始讲授《艺术心理治疗》课程，专门辟出戏剧治疗的板块内容，带领学生学习和探索角色扮演、社会计量等治疗方法与技术。

戏剧疗法对来访者自发性、创造性的激发和尊重令参与其间的每个人都能感受到内心最深层的表达的喜悦。班级团体中团体成员同质性水平较高，大家具有相似学习经历和生活背景，发展出共同主题的机会相对较多，演出中随着主角、辅角、观众等不同身份角色的流转，学生们借着剧情的发展抒发内心的情绪与情感：愤怒、热爱、悲伤、郁闷……透过剧中的人、事、物看到与自己生活中相吻合的状况；借助自己所扮演的角色，投射出内在经验与感受、期待与渴望；经由自己情感诠释所扮演的角色，体会到不一样的人生；通过参与分享，体会到戏剧疗法对个人心灵成长的巨大影响。戏剧疗法的演出技术，让学习者深深感受到戏剧疗法在戏剧美学空间中创生出的心理疗愈价值。

受莫伦诺创造性综合运用戏剧治疗技术的专业理念影响，尝试将美术疗法、沙盘游戏疗法等与戏剧治疗技术融合，让学生在美术、沙盘等作品中落实戏剧治疗技术思路。"沙盘小世界，人生大舞台""方寸之内，百味人生"，画面中的人物代替自己出场，讲述平常没有机会或没有能力表达的情感和思绪。戏剧舞台上由演员到观众所形成的二维结构引入心理治疗的思维路径，获得了更多向度的敞开，治疗舞台上各种角色的开放性在美术作品创作的平台以及沙盘游戏中均可得到转化。戏剧治疗与其他艺术治疗形式的有机整合使来访者在更广阔的艺术空间释放、宣泄、转身、看见个体，因此获得了与自己内心相遇的更大自由度和方便通路。

十余年来，课堂上尝试、探索以及从学生群体与个体层面反馈出来的诸如此类的结果不断冲击并扩展着自己对戏剧治疗技术的认知与体验。期间不间断的参与戏剧治疗的相关学习与培训，尤其是对台湾彰化师范学院的赖念华所倡导的戏剧治疗技术的学习，更加开阔了自己对戏剧疗法的认识。在边学边做的过程中，汇总理论学习、实践经验的具体成果，以及探索过程中的收获与感悟，累积为这本书的文稿，诚挚地希望与大家一起分享。

　　书中呈现的故事和剧情虽多源于真人真事，但又不是现实的翻版，且剧中人物名称均为化名。在此，要特别感谢让我经历和感受了如此发人深思的丰富人生的主角们。感谢在写作过程中同行的支持与鼓励，也特别感谢一路陪伴我走来的家人和友人，感谢本书主编为本书内容和文字所做的仔细校正，帮助我避免了许多疏漏和错误。当然还有许多不足，希望同行批评指正，这将是对我的最大关爱。

陈贵玲

2020 年 9 月于济南

7

目　录

第一章　什么是戏剧治疗

戏剧治疗是指通过有意识、系统地凭借戏剧表演过程实现表演者心理的改变和成长。虽然观看戏剧表演对人们的思想情感、心理状态间或也会有相应的触动或影响，本书在通常意义上使用戏剧治疗这一概念。即更加强调当事人在导演（戏剧治疗师）指导下亲身参与戏剧表演/剧场的过程，通过角色扮演、情景演出（使用剧本表演或即兴表演）、恰当运用木偶、面具仪式游戏等方式获得自我观照和表达的不同视角，从而产生特殊的认知感悟与情感体验，疏通宣泄和表达渠道，缓解心理压力、调节情绪情感，实现态度和行为的转变，达到改善身心状况的目的。

戏剧治疗中演出的戏剧故事多为以当事人为主角的心理故事，故这种戏剧故事也称心理剧，戏剧治疗也称心理剧疗法。

在人们遭受疾病、挫折，对未来感到迷茫或希望实现个人成长时，就可利用戏剧及表演的方式进行针对性治疗，以改善他们的身心状况。这种个体针对性是戏剧疗法的精髓所在，也将其与其他戏剧活动区分开来。它的治疗效果体现在实施的过程中，而非最终的演出成果，所以戏剧疗法的重点是表演的过程（治疗的过程）及沉浸在表演过程中的当事人所获得的感悟与体验，而不是表演的水平。

戏剧治疗的概念可以溯源到多个学科之中，其中最主要的还是艺术学理论视角下的戏剧所提供的基本框架的影响。以下部分将从这一视角下探讨与戏剧治疗相关联的戏剧概念和基本观念，对戏剧、戏剧表演过程及其人的鲜明关联进行阐释与分析。

第一节　戏剧、戏剧美学空间与心理空间

戏剧和戏剧疗法是既相互区别又密切联系的两个概念。戏剧治疗的理念和主要工具源于传统意义上的剧场演出，戏剧疗法的发展与戏剧本身的发展息息相关，为此有必要对戏剧和戏剧演出的结构与内在逻辑有所了解，以便更好地理解戏剧疗法的相关概念。

一、什么是戏剧

戏剧曾被赋予了数百种定义，在这些定义当中，最简单、最直白地对戏剧的基本结构与内在逻辑进行界定的说法是，"戏剧是两个人，一种激情以及一个平台。"

（1）两个人，而不是一个。戏剧故事意味着冲突、矛盾、对立和反抗，它展示的更多的是人与人之间的多样互动，而不局限于对孤独个体的冥思。这里的"两个人"是泛指，并不必然是两"个"人，它更多地意味着矛盾对立的双方，双方之间的冲突、对立和反抗成就戏剧性行动，戏剧故事在于这些对抗反应中相对力量的运动与变异的过程和基本面貌。

（2）激情是必要的。戏剧，作为一种艺术，并不是要呈现一些司空见惯或细碎、没有价值的内容。戏剧将其自身附着于角色所投入的行动当中；附着于角色在其生活中的冒险经历和情感境况当中；附着于他们的道德和政治选择当中；总而言之，在他们历经社会生活所产生的激情当中！激情为何物？它是对某人或某事的一种感觉、一个创想，我们赋予它超越我们自身生活更高的价值。

（3）一个平台。"平台"一词将所有的戏剧、所有的剧场建筑形式归纳为那些最简易的设置和最基本的表达：一个分离的空间，"一个用来表现的场所"。这可以是一种用厚木板将公共空间隔开而形成的空间，或者是一个意大利式的舞台，或者一个西班牙剧场风格的阳台式舞台；在今天，也可以是一个圆形剧场，就像古希腊时的那种舞台。现代实验也有尝

试将车子、船只甚至是泳池转换为舞台，此外，也有多种方式将舞台和观众进行分隔。然而，在任何情况下，分隔包含了一种特征：一个空间（可能更多）是提供给演员的；另外一个或几个空间是给观众的，无论这些空间是固定的还是移动的。

从物理的角度来看，这些各式各样的空间，像任何空间一样拥有长、宽、高三个客观维度。进入这一空间当中，这个平台，即这个舞台，就会被各种事物环绕——其他可进入舞台的事物、人。这个空间中的各种事物同样拥有物理的、客观的、可测量的三个维度，且这些维度独立于每个观察者，恰如此空间本身。但戏剧平台上的空间是以人为主体的感受性空间，它具有因人而异的主观特性。同样的外观在我看来很大，在别人看来可能没有那么大，甚至会很小，但是如果我们测量它的话却会得到恒定的答案。时间上也是如此。一个时间间隔在我看来很长，但对别人来说可能很短，而实际上我们经历的时间长度是一样的。因此空间中也拥有一些主观的维度，即通过记忆与想象所产生的情感的维度和梦幻的维度（将在后面介绍）。

二、戏剧的"二元结构"与"三维视角"

戏剧是由演员与观众共同构成的，此二者"同在共生"，是构成戏剧主体的两大要件。在构成戏剧主体这个"二元结构"中，观众即欣赏表演的人，是当然的观察者；作为演员的表演者是通常意义上的被观察者。由表演者演绎的戏剧故事，从舞台（有形的或无形的）发出，在"演——观"链条上流动，到达观众。演员和观众在对方眼中分别看到了自己，这个过程是相互的。正因为如此，戏剧作为人类的一项创造，让人能够实现当下的"反身自观"。借助于戏剧过程，表演者发现还存在一个颇具新意的视角：自己与角色中的自己。他们能够在这个空间进行自我观察，借助这种自我观察。他们能够看见自身——在当下看见自身：当人看见自身正在被观看着时，戏剧便诞生了。

通过观察自己，人可以感知到他是何物，发现他不是何物，并且能想象他可能成为何物；人类还能感知他在此处又不在此处，想象他可能去向何处。这就造成了以下的三维性：观察者（the observing-I），当下我（the

Iinsitu）和非我（not-I）（即他者）。只有人类拥有这种在假想镜面中自我观察的能力。无疑人类也曾有关于其他镜子的先存体验，如母亲的眼睛、水中的映像，但此后便独有运用想象来观察自我了。而"美学空间"（aesthetics space）恰恰提供了这面想象之镜，稍后我们将对此进行探讨。

戏剧的实质蕴藏于人类观察自己的过程当中。人类并非仅是创造了戏剧：其本身就是戏剧。当中一些人除了成为戏剧之外，也在创造戏剧。也就是说我们所有人本质如此，而我们中的部分人还在践行此事。

戏剧表演艺术是人类的一种能力，一种使人能在活动当中通过行动来观察自己的能力。人类因此而获得自我认知，并成为一个作为观察者的主体和作为行动者的主体。戏剧使人能够想象其行动的多种可能，学习如何应变选择。人类在观看、演绎、感受、思考等行为中，能够看见自己，能够感受到他正在感受着，思索到他正在思索着。

虽然动物界经常上演追逐捕食的激烈故事，但没有任何一种动物具备自我观察的能力。只有当一个人猎杀了一头野牛，他才能够在捕猎的行为中观看自己。因此他能够在自己居住的洞穴里绘画：一个猎人的图像——也就是他自己——正在猎杀一头野牛。他能作画是因为他已然创造了戏剧：他在观看的行为中看见了自己。一个演员，在表演，在寻求表演的过程中，他已学会成为自身的观众。学习作为一个观众即是如此，延伸到演员，再持续到行动。而这个观众（观演者 spect-actor）不仅是客体也是主体，因为他也能以演员的身份行动，换句话说，此观演者是一个行动者，他可引导他自己，改变他自己，观演者可以以他所扮演的演员角色来行动。

鸟儿可以歌唱，但对音乐一无所知。鸟儿的歌唱和它们觅食、饮水、交配一样，是它们作为鸟类的行为能力之一，这也是它们的歌声没有变化的原因。一只夜莺不会发出燕子的歌声，画眉也不会有百灵鸟的歌喉。但人类同时拥有唱歌和观看其歌唱行为的能力，所以人才能模仿动物，发现动物歌声的变化，进行作曲。鸟儿不是作曲家，它们甚至无法解释音乐。只有人类是三维的（包括观察的"我"，当下的"我"以及非我），因为只有人类具备这种自我分化、自我反观的能力（看见自己正在观看）。当人将其自身同时置于情境之内与之外时，自身确实处于那儿，但也可能在这儿，他就需要将这种划分了空间和时间的距离做象征性的表达。这种距离是从"我现在是"的状态到"我未来可以成为"的状态之间的距离，他要用象征性的方式表达这种可能性，要创造象征符号来表示这种"其所是但当前并不具体存在"，然而却有可能在未来某天成其为的状态。所以，人类创造了象征性的语言：绘画、音乐、词汇。

最初，演员和观众是同一个人，两者的分离点是，一些人成了专门演员，一些人专门做了观众，这标志着今天我们所知的戏剧形态的诞生；同时，剧场也诞生了，剧场建筑让这种区分更加神圣化、专门化，演员走向职业化。然而从戏剧所赋予人的更为便利的反观自身的"三维视角"看，戏剧不仅只作为职业属于少数人，作为表达和自我观察的方式它属于所有人，戏剧是属于所有人类的一项专业活动。戏剧为人类提供了"置身其中"与"置身其外"的客观条件，使人类明白戏剧是人类的真实本质。

三、戏剧中的美学空间与心理空间

如上所述，被称为"平台"的客体，有其最基础的功能，就是对演员的空间（表演的地方）与观众的空间（观察的地方：观看＝看）进行区隔，创造一种分离。

虽然一件绘画作品可以完成于艺术家的画架上抑或画案上，毫无疑问，加上边框或经过装裱之后，一件普通的绘画作品更加具有艺术作品感，才有可能进入展厅得到展览。边框或有样式的装裱即创设了这样一种区隔，将绘画作品与欣赏者从物理空间上分开，使绘画作品更便利地进入被审视之维。在戏剧中，舞台担当了同样的使命，将演员的表演空间与观众的空间分离开来，即为戏剧这种艺术形式加上了"边框"，表演空间的内容因此获得了被观看的便利。

这种分隔本身比所产生的客体更有价值，即便没有客体产生，分隔也可以发生。空间中分隔的产生并不要求要有一个客观实体的"平台"的存在。唯一的要求是，在这一有界限的特定空间中，观众和演员要指定一个更具限制性的空间，被设计为舞台、场景或圆形剧场等。无论这个限制性的空间是通过何种过程被确定下来的，我们都接受它，并将其视为一个美学空间。它拥有一切随之而来的性质，即使是在一个没有物质平台或其他客体的空间，它就是一个空间套叠的空间，很多不同空间重叠的空间。它可以是一个房间的角落、外面大树下的一块小空地。我们简单地认为"这儿"就是"舞台"，而其他空间，无论是否被利用，都叫"观众席"。在一个大空间之内的更小的空间，对这两个空间的解释就是美学空间。

一个套叠的空间，无论是当前所见的或存于想象中的，一个由观众的凝视主观创造出的空间，是存于一个现存的物理意义上的三维空间内部的。后者和观众共存于一个时空，而前者可在时间轴上任意遨游。

美学空间之所以产生，是因为所有观众都将注意力集中于此，它犹如黑洞一般具有向心力，吸引着所有观众的注意力。这种吸引力源于剧场的结构和舞台的位置。迫使每个观众都注视着同样的方位，这种吸引力也源于观众和演员这两种身份的存在，说明空间中的人接受了这种戏剧式的编码并且参与了这一演出。"戏剧平台"是一个"时空"，只要有观众在，无论是实际的存在，还是隐匿的存在，都如此存在并将一直保持其特性。

因此，对这种主观面向的空间创造来说，实体观众的存在并不是必需的：这对演员来说就足够了——或对一个演员甚或对个体来说，这足以激发演员对空间真实或实在的存在感，并且让他能对此有所意识。任何人都可以在他们所在的位置，选定它，而后创造这样的一个空间，这个空间可以部分或全部地占据这个房间，它就成了"美学意义上的"一个"舞台"，即"平台"。这个空间的创造者可以在此空间中为自己表演，没有观众（或者有想象中的观众），就像一个演员在一个空旷的剧院中独自彩排一样：演员是在未来的观众前表演，观众在那一时刻并不实际存在，他们存在于演员的想象中。

因此，戏剧并不是存在于砖墙瓦块、实物道具等客体中，而是存在于实践戏剧的主体中，存在于主体进行戏剧实践的当下。他们并不需要舞台或观众，有演员就足够了。有演员就有戏剧，演员就是戏剧。而我们都是演员：所以我们就是戏剧。只要有演员空间和观众空间的分离，或者是两段时间的分离——"今天我在此，昨天我曾在此"——美学空间就是存在的。又或者今天和明天、现在和过去、现在和将来之间的分离亦是如此。当我是一个整体时，我以与自身相整合的方式存于我生活着的当下，存于我对过去的记忆中，存于我对未来的想象当中（整合自己就是合二为一，就像我是在舞台上，舞台上角色和扮演者自身的合二为一那样）。

此"戏剧"（"平台"或"美学空间"）是从观众中分离出演员的一

种手段；表演者是源于观察者的。演员和观众可以是两个不同的人，他们也可以整合于同一个体当中。

如上所述，对于戏剧的存在来说，舞台或观众都不是必要的。并且我们也证实了，甚至演员（此处指专业的全职演员）的存在也不是必需的。因为经由美学空间发出的审美活动是"职业的"，它为全体人类所共有，并且不断地在我们与他人或其他客体的关系中表现出来，在称之为剧场或表演的地方，这种带动被浓缩了数千次、强化了数千倍。

因此，舞台和观众之间的分离并不仅是空间上的和剧场结构上的，也是主观的，有两个主观维度：情感维度和梦幻维度。情感维度原则上负责在美学空间中进行情绪部分的介绍，梦幻维度则将想象带入戏剧当中。

第二节　戏剧美学空间的特性

戏剧美学空间拥有认识论的属性，即一种可以起到激发知识和发现、促进认知和辨识作用的属性：一种通过体验和激发学习过程的属性。从这个意义上说，戏剧本身就是一种知识形态。在这里，人的内在心理过程：认知的、情绪的乃至意志的，都会得以展开，并随着戏剧内容流转。戏剧，在它的美学空间为参与其中的人创生出一个心理空间，期间产生的新的认知领悟与成果，带给人启发与颖悟，向人敞开新的问题解决之路，具有心理治疗的意义。

一、戏剧美学空间的可塑性

在戏剧营造的美学空间中，个体（或可称角色）可以并不实存，死去的人可以是活着的，过去可以变成现在，未来也可以正是此时，持续的时间分离开来，一切在此时此地都成为可能，虚构可以是纯粹的现实，现实亦可以是虚构。

所有的联结在这个空间都是可能的，因为这个美学空间存在又不存在……一个破旧的椅子可能是国王的宝座，一个十字架代表了一个大教堂，树枝代表了森林，时间可以随意地向前流逝或向后回溯；椅子变为飞机，十字架变为手枪；时间无法衡量；只有持续的时间具有价值，即便位置千变万化。时间和空间可被随意浓缩或拉长，且这种灵活性也同样作用于人和客体，能够合并或解离，分开或叠加。

这种极端的可塑性具有极强的创造力。美学空间被赋予了和梦境一样的可塑性，同时又拥有和物理维度相同的实体性以及体积的实在性。一个人处在梦境"彼处"就如同美学空间中的"此时此地"。所以可以说，在戏剧中，人们能做个实在的梦。

（一）解放记忆和想象

正如人在梦中的自由和无拘无束，戏剧能够提供适宜的美学空间，使记忆和想象得以解放。记忆，是由人们曾经拥有的所有想法、曾经历的所有感知和情绪所组成，它一直储存在人们的内心深处。当人们说"我记得"，人们实际上是处在真实的场域当中表达这样的意味："那件事发生在我身上了！我经历过那些！它就是那样发生的！"即"我记得这个或那个"是一种独立的行动，而"我回想起这个或那个"则是一个对话。

相比记忆，想象是一个融合所有认知、情感和意愿的过程。想象是现实的一种征兆或迹象，在本质上，它是一种思维现实。记忆和想象构成同一心理过程的两个部分：两者相互依存，一方不能没有另一方而独立存在。无法想象一个人没有记忆会是什么样。不借助回想人们也无法唤回某段记忆，因为记忆本身就是对过往的回望，其中不可避免地并行着对过去的想象（我想象着看见了我曾见过的东西，听见了我曾听到的声音，再次思考我曾想过的问题，等等）。

记忆和想象，一个是回顾的，另一个是前瞻的。投射进戏剧美学空间的主观维度中，可以补充物理空间中所缺失的部分，相应地分化出戏剧表演者的情感维度和梦幻维度。

戏剧空间中的情感维度和梦幻维度，这两个维度仅存在于人的主观意识当中，它们被投射到一个本不存在的空间当中。只有人类才能创生出这种美学空间，它是大脑的机能，是动物无法企及的（如前所述）。一只动物不可能"登上舞台"，它们只能被领上台，它们并不能像人一样认识这个空间，因为它们总是在一种单一的空间中生存，即生存于物理空间。

（二）创生情感维度和梦幻维度

情感维度指每个观察者内在的、新的意义和觉醒，它们以多样的形式和不同强度的情绪、情感与观点遍及戏剧美学空间。一对成年兄弟，在回到儿时住的家时，面对同一幢房子所产生的想法、情绪、知觉也会不同，最大的不同在于一个可能首先会评估其买卖的价值，想到一百万美元；另一个想到的可能是他在这里的初吻回忆，抑或其他。因此，同一幢房子触发了两种不同的反应。在情感维度中，观众在观察、在审视，他在经历戏剧所创造的故事，在故事中获得感受：启动思考、进入回忆、想象、受到感动、获得新的体验。在这种情形下，观众保持有自我的主体性，与舞台、演出乃至戏剧故事等外在"客观"保持着适当的距离。由此创造的情感空间既是同时的又是异步的，即既是合一的，又同时指向这是什么以及这曾是什么，或者这可能曾是什么以及在生活场景这可能成为什么。此时便既处于当下又处于回忆过去或想象未来当中。在此当下，观察者看到了过去或者模拟了未来，他将这两种活动并置于当前的知觉活动中。

另一方面，在梦幻维度中，观察者将其自身的意志拉入了令人眩晕的梦境当中，失去了与具体的、真实的物理空间之间的联结。梦幻空间并不是二分的，因为在梦中，人会失去在物理空间中拥有的意识，梦者，是在做梦。在戏剧美学空间所创设的梦中，观察者的身体并没有移动，不管是睡着的还是清醒的，是闭着眼睛还是在那一刻看见了，都能刺激出相应的幻想，抑或激起或触发幻觉的某物，观察者都已被拉入了梦的空间。

在情感维度当中，主体观察物理空间并将他的记忆和情感投射其上。他记得他曾历经的或渴望的情形，记得他的成功和失败，他被他所知道的以及固执地存于其潜意识当中的一切所左右。在梦幻维度中，梦者并不观察：在此，他穿透镜子，刺入其自身的投射当中；一切涌现、混合在一起，一切皆有可能。

二、戏剧美学空间的二分与涵容

戏剧美学空间中的人（无论演员还是观众）总是在处理两个嵌套着的空间（a space within a space）：两个空间同时占据相同的物理维度，处于此地的人和事将同时存于两个空间当中。这两个空间既相同又有所区别。相同是因为观众呼吸礼堂和舞台上相同的空气，演员和角色也都沐浴在相同的灯光下，他们共处于一个客观的物理空间——剧场与舞台；还因为艺术家和观众很相似，都具体地存在于同样的时间、同一个空间——同一个时代、同一个社会环境。不同则是因为在舞台上一个为观众不熟悉的、有距离感的戏剧故事已被创造出来，就在这个"平台"上，在此时此刻，观众接受并活在这个故事世界当中；此外，不同还因为有人在舞台上表演，是被观察者，有人在礼堂中观看，是审视者。

此外，戏剧的美学空间还创造了人的内在空间的二分，使参与在其间的人经历和处于多元交织的状态。在舞台上，演员即是他自己又是他扮演的那个人，他处在此地此刻，在我们的面前，但也活在离我们很远的另一个时空，在他的讲述和经历的故事真正发生的地方。舞台下的观众也被二分：他们在此，就坐在这个称作剧场的物理空间里，同时他们也在别处，在戏剧营造的遥远而充满故事性的美学空间中。

三、戏剧美学空间聚焦远距离

在舞台上，可以看见"遥远"（既可以是时间的，也可以是空间的）逐渐靠近，观察者以小能够见大，是舞台将发生在远离此时此地的故事带到了今时今日、此时此刻。那些曾经发生的事已在时间的迷雾中迷失，隐入荒凉的记忆或逃进无意识当中。舞台就像一个强大的望远镜，将事物带至人们的近前。

通过创造出舞台与观众席的分割，将舞台转化为一个能使一切事物获得新的维度的地方。就像事物在一个高能显微镜下被放大了，一切的肢体或对话语言，在舞台上都变得更明显，更清晰，更易被共情。在舞台上，想要躲藏起来是极为困难的，几乎不可能。

因此，通过舞台上的拉近和放大，人类的行为就能更好地被观察。戏剧这种超凡的增强知识的能力源于三个必要性质：（1）可塑性，能够引发和诱导出无拘无束的记忆和想象，自由地演绎过去和未来；（2）远距离聚焦的性质放大了一切，并将一切置于当下，使我们能够看见那些因为过于细微或距我们过远而逃离我们视界的事物；（3）最终，自我的分离或双重性，使处在舞台上的主体待在一种一分为二的二分空间当中，二分的结果和"平台"的二分的角色，使之能够自我观察。这些性质是审美层面的，也就是说，与感觉相关。在此，知识是经由感觉而不仅仅是心智来获得。在一切其他发生之前，人们看和听，多亏这些他们才能理解（视觉和听觉在戏剧交流当中是最基础最重要的感觉），戏剧独特的治疗功能也是存于看和听当中的。通过看和听，包括观看自己和聆听自己，主角获得关于自己的认识。

观看并且看见自己，陈述并且聆听自己，思考也思考着自己；一切之所以都成为可能是因为双重"我"的存在：以"现在的我"感知"过去的我"，对"可能的我"（possible-I）和"未来的我"（future-I）抱有预期。这种双重性就体现在这里，在舞台上（当然在其他空间中也是可能的），不可避免地表现得非常强烈：它是美学性的。这种特别的艺术化的治疗，不仅由各种观念还由各种情绪和知觉共同构成。戏剧是一种能够进入身体和心灵、肉体和灵魂的治疗。

第三节　从戏剧舞台到治疗舞台

相对于演出指向的最终目标的差异，戏剧舞台与心理治疗的舞台从形式上看区分并不大。在一个几乎类似的平台上，演员和观众分别入戏，进入戏剧创设的美学空间，完成戏剧故事的演绎。借助于这个美学空间，治疗舞台上的演出则并行地实现了心理治疗的目标，主角与观众通过表演、观察、审视、反思，产生颖悟获得新发现，找到解决问题的新路径，实现新突破和彼此的成长。

一、治疗舞台上的"主客一体"与"主客二分"

不同戏剧表演理论对演员在戏剧表演中的信念感有不同的设定。在一个"斯坦尼斯拉夫斯基式"（Stanislavskian）的作品中，演员知道她自己是一位演员，会全身心地投入角色与戏剧故事，并有意识地试图忽略观众的存在。在一个"布莱希特式"（Brechtian）的作品中，演员则完全意识到观众的存在，并将他们转化为真正的对话者——无声的对话者，在他们的剧演过程中是不可或缺的存在。因此，独白是我们要考虑的形式。只有在论坛剧场表演中，观众才可以出声或移动，有声有色，因此观众才能表达他们的观点和渴望，这也是被压迫者剧场被发明的原因。无论戏剧的形式是什么样的，演员总能和她扮演的角色之间建立一种双重关系——吸引又排斥，交融又解离。根据戏剧风格或戏剧流派的不同，演员与角色之间的距离既可增加也可减少。这种距离在戏剧或悲剧中减少，在喜剧或闹剧中增加；在"斯坦尼斯拉夫斯基式"表演中减少，在"布莱希特式"表演中增加。对前者的演员来说间距更小，而对后者的丑角来说间距更大。无论是更大或是更小，距离总是存在的。在舞台上，一个演员，即便完全沉浸在他最深的情感中，他也能完全意识到他的行动。无论他有多感动，他总能保持对他自身的完全控制。在表演奥赛罗时，他是一个疯子——不是演员！实际上可以掐死扮演苔丝狄梦娜的女演员。演员不能剥夺自己杀掉这个角色的快感，但他会保证女演员的人身安全。

在戏剧舞台上会发生的，在治疗舞台上也可能以类似的方式发生。在治疗舞台，美学空间中的一分为二的"二分"性质依然存在并显示出它的疗愈力量。在第一种情况下，主角（protagonist）产生了思想，释放了情感和知觉，这些感受无论她自身是否存有，都是属于角色的，总之是源于他人的［见关于人（person）—人格（personality）—角色（personnage）三位一体的关系的讨论］。在第二种情况下，作为主角的被治疗者（病人也是一种角色，patient-actor）也产生了她的思想，重新释放了她的情感和知觉（作为她自己的知觉被认知和申明）。

当作为主角的被治疗者处在她生活中的一个场景里时，她尝试把她想要表达的渴望具体地呈现出来：爱或恨、攻击或逃离、建设或破坏。但如果她在美学空间（无论是戏剧性的还是治疗性的）中让同样的场景复活，她的欲望就要被分开来看了：她同时想要展示这个场景以及展示自己于情景当中，通过展示场景历经的过程，她再一次寻求以期让这些欲望具体化，因为这些欲望在那个时刻曾被实现或受到阻碍，而通过场景里的自我展示，她寻求将其欲望真实具体化。将渴望转化为一件事情。这里的动词变成显而易见的名词。在生活场景中，她试图具体实现某个欲望；在重温时，她就是让这个欲望具体化。因为她的欲望处于美学空间中，它便被转化为可为她自己或他人观察的一个客体。这个欲望，就变成一件事情，可被更好地研究、分析和转化。在日常生活中，作为主角的演员试图去具体实现一个被察觉到的、公开宣称的欲望，比如，爱的欲望。在美学空间中，她让这种爱具体起来。在这一场景复活的过程中，不仅是公开、明显的欲望，还有无意识、隐蔽的欲望都变得具体化了。不单单是个体希望具体化的欲望被具体化，有时那些就在那里但却隐藏起来的欲望也被具体化了。对前者而言，一个人在她真实的生活场景中，或一个演员在排演中挖掘角色时，她们都带着她们自己的情感生活进入场景中，而对后者而言，在治疗层面或戏剧层面，在别的成员或不认识的观众面前，演员是利用重新酝酿的情感来重塑场景。因此，前者是一种独自探索，后者是一种披露、一种对话。在这两种情况下，演员和病人都在试图展现作为"她"的"角色"，即使在作为病人的这种情况下，这个"她"也是一种"曾经的我"。此时，由于美学空间产生的空间分离的影响，我们实际上是在处理两个"我"：处在生活场景中的"我"和正在叙说的"我"。这种复现的机制使得本为一体却在时空中分离的两个"我"得以同时呈现。

这种一分为二使得身为主角的病人——既然她谈论的是她自己——就要去选择她到底是谁：她到底是那个她所指涉的曾经的"我"，还是正在谈及的现在的"我"？可做的选择显而易见，而事实上主角已经做出选择：主角是向我们述说她过去那个"我"的此时的"我"。因为相比所叙说的对象，此时的叙说者是一个更丰富的信息收集者。她不可能再次成为她再现的场景中的那个"我"，因为这违背了这两个场景时空的分离：一个是曾存于其中的生活场景，另一个是通过述说再现的场景。本质上，这种在空间和时间上的移动是治疗性的，因为在提出一种选择练习之前，所有的治疗都包括有多重可能的选择清单。当这个过程允许并且鼓励病人从一些不同的情形中进行选择并且找到他自己，找到那个令他痛苦和不快的情形时，这个过程就是治疗性的。当病人能够且真正需要在行动中观察自己时（他展现自己的渴望使得他既可看见，同时又能观看自己），这个戏剧性的叙说过程在当下、在见证人的"声援"中、在一个过去的故事中，给自身提供了另一种选择。

二、治疗舞台上的身心一体与视角分化

在戏剧心理治疗中，重要的不是仅由身体进入舞台，而是由美学空间造就的、同时施加于身体和主角意识上的这种二分空间的效果。在舞台上，主角既是主体又是客体，可以同时意识到他自己和他的表演。在日常生活中，人们的意识总是或几乎总是直接指向他人或他事。在"平台"之上，人们也将注意力直接集中于他们自身。主角在表演中行动和观察他自己，表现且观察着他自己的表现，演说也倾听着他自己所说。

同样，在心理剧场表演中，那些上台来取代主角的观众们即刻就成为主角，于是也获得了这种二分的性质：他们展示他们选择的演出和建议，同时观察这些选择的后果和影响，对这些进行反思，思考新的战术和策略。在这种意义上，戏剧的发明堪比一场哥白尼式的革命。在日常生活中，人们自设为宇宙的中心，通常仅从一个单一的视角——个人自己的视角——去看待人和事。在舞台上，人们继续像以往那样观看世界，但现在人们也可以从他人的角度去观看世界：可以以自己的角度看自己，同时，也可以从他人的角度来看自己。在自己的观点上增加了他人的观点，就好像我们能从地球之上，从月亮、太阳和星星上去观看地球，去看自己生活的地方。在日常生活中，人们看见各种情境；在舞台上，人们既能看见自己也能看见我们所处的情境。

三、治疗舞台上主角的特殊性

与戏剧舞台不同的是，心理治疗剧场结束后，主角一定不会立即回到观众席，因为他的表演还要在那儿被评判或解读。在那里，要帮助他来看到那些正在看他的人们，观察那些在观察他的人们，和赞美他（或对他感到吃惊）的人们一起赞美他自己（或对他自己感到吃惊）。

这种二分空间也使得主角能够和治疗师以及其他可能的小组成员团结起来，并且可能观察到"过去的我"在一定程度上仍存在于"现在的我"当中，也就是，在某种程度上，一个"再度的我"能让"过去的我"在被观察的过程分开，昨天我认识了我自己，我是今天的自己，而昨天的自己

就变成另外一个人，一个他者，这是从我身上分离出来的一部分，让我可以看到我自己。这个部分是分析的客体，也是研究的客体，是美学空间上具体化的客体。在生活场景中的主角，是情境中的主体（subject-in-situation），这里他变成那个正在观察一种情景的主体，在此情境中，他是真正的主体：昨天的他自己。这个"今日的我"可以看见"昨日的我"，反之，却不成立。因此，我更是"当下的我"而不是"过去的我"。在这种过渡（ascesis）中，主角即是他自身的主体也是情境的主体。在戏剧化的虚构中，亦是如此。不过，我们可不要忘记，戏剧当中的任何事物都是真的，即便是谎言。至少，那是我们的假设。至于在团体中的其他成员，将会出现一种相反的现象。尽管他们是身处局外进行有距离观察的观察者，凭借他们对主角产生共情（sympathy），他们被允许进入主角的生活经验当中，和主角一起游历，感受主角的情感，感知自己的生活并和他进行类比，我们几乎都能在自己的生活中找到这些类比［只有此时才存在真正的共情（sympathy）而不仅仅是移情（empathy）］。如此，他们才能够认识到主角的观点和视角。

这种现象并不出现于传统的戏剧当中，因为舞台上所支配着的被动关系并不允许主角对向他提出挑战的观众予以回应。在这种情况下，观众就仿佛处在一个他们必须给予移情的幻影面前，根本无法得到主角对他们的质询予以回应。这种传递是单向的，从舞台到观众席（移情），而没有那种相互的共享式的对话的可能性（共情）。

戏剧治疗的重要之处不仅仅在于观看个体的行动潜能当中，也在此时此刻以及行动和表达中，这就是治疗师的视界。它必定存于主角的转化机制当中，也就是从社会的客体—主体、心理能量、意识无意识力量转变成为客体—主体中的主体，这就是病人的任务。在戏剧治疗中，病人借助所有参与者敏锐的目光而形成的"多面镜"来完成工作。

第二章　戏剧治疗的缘起与发展

在简短的发展历史过程中，戏剧治疗形成了自身独特的传统。戏剧治疗的相关概念可以溯源到多个学科上，其中最显著的就是剧场的影响，如第一章所述。以下部分将探讨和戏剧治疗具有最基本关联的五个概念源头，以及它们和实践之间所具有的最紧密的关联。同时，将整合探讨与这些来源有明显关联的、重要的戏剧治疗师的作品。

除了剧场以外，对戏剧治疗具有最明显影响力的第二个概念来源就是它的前身——心理剧；第三个概念来源是戏剧性游戏，从人类发展历程的角度看，它比戏剧更为基本；第四个概念来源是戏剧性仪式，它在文明发展的层面比剧场和心理剧都更为重要；第五个概念来源是角色扮演，这个部分占据中心地位，因为戏剧治疗的核心是对角色的实验和呈现。这里将探讨这五个概念来源和戏剧治疗过程的五个不同阶段之间的联系。按照与之关联的治疗阶段的时间顺序介绍这几个概念来源，从戏剧性游戏开始，以戏剧性仪式结束。

第一节　戏剧性游戏

心理分析师埃里克·埃里克森（Eric Erikson）提出，"尽情释放和表演可以说是童年给予我们的最自然的疗愈方式了"，儿童在未受到外在指引或预先强加结构的束缚时，会自发地使用戏剧表演作为疗愈方法。通过戏剧性游戏进行象征性表达、解决内在冲突、释放压抑的情感、借助幻想来学习如何控制潜在的具有破坏力的冲动、表达不被接纳的自我、探索问题和发现解决办法、为真实生活的事件进行演练、表达希望和心愿、实验新的角色和情景以及发展出自我身份感。这些在儿童生活中的基本功能，对于所有年龄阶段的人都有重大作用。从很多层面来说，戏剧治疗验证了埃里克森笔下所指的儿童戏剧游戏所具有的"自动疗愈天性"。

一、戏剧性游戏及其特性

戏剧性游戏通常是戏剧表演的一个重要组成部分，它的特点是以模仿和身份认同以及投射为基础的。戏剧性游戏包含如下过程：木偶戏、故事叙述、即兴表演和角色承担。从本质上说，儿童游戏的媒介（如洋娃娃、木偶、玩具）在很大程度上都是戏剧性的。游戏疗法和戏剧疗法密切相关，戏剧疗法中的焦点就是戏剧游戏。19 世纪 60 年代，当儿童戏剧的先驱者开始强调戏剧在儿童成长中的重要性，并将戏剧与儿童教育相结合时，儿童治疗师们也开始在疗法中增加游戏的使用。

多年来，戏剧教育家们对戏剧的本质进行探讨，研究发现在思考、学习疗愈过程中，戏剧性游戏都占有十分重要的地位。

根据心理分析的研究发现，将戏剧性游戏描述为自我发展的一个阶段，随之而来的是行为上的付诸行动以及最终走向升华。在《游戏、戏剧和思想》（*Play, Drama and Thought*）一书中，考特尼谈道："戏剧性游戏具有中心地位，它将无意识和智力联系起来……它是本能满足和成熟思想之间的联结纽带。"

二、扮演与表演

"扮演"（acting out）和"表演"（acting）的区别非常关键，心理戏剧学家和精神分析师亚当·布莱特内（Adam Blatner）在他的《扮演》（*Acting In.*）一书中清楚地阐述道："扮演是一种心理防御机制，通过这种机制，个体以象征性或实际的扮演释放出他内在的冲动……由于这种机制的基本原理在很大程度上是在意识以外产生的，个体通过这种行为不会体验到掌控感、得到成长或增进自我理解。如果能够对促使行动产生的动机加以引导，那么这个人将有可能更好地运用他的感受。"在戏剧治疗中：任何年龄段的来访者体验到的是表演，这也就削弱了对于"扮演"的需求。

　　戏剧治疗教育家、实践者和研究者罗伯特·兰迪（Robert Landy）将戏剧性游戏称作一种"在真实、日常的现实和虚构的现实之间的辩证法……（在游戏中）通过后者对前者进行探索"。戏剧治疗的一个核心概念是通过戏剧的虚拟模式对真实生活进行探索。来访者在一个情境中表演或游戏，并假装这个情境是真实的，而与此同时又知道实际上它是虚构的，这是儿童的戏剧性游戏以及戏剧治疗的主要模式。令人惊叹的是，这种双重意识在人类的早期就已经存在了：游戏者同时存在于想象的领域和客观的领域。

　　小孩子投入戏剧性游戏时，他们的双重意识、他们交流和揭示的信息以及在此过程中得到的成长和疗愈令人感到惊叹，他们在游戏中所体验到的毋庸置疑的喜悦和愉快也让人感到十分惊讶。同样，在治疗中运用戏剧性游戏通常能令人愉悦，而且对个人也十分有益。这与许多来访者一谈到心理治疗就联想到虽然有用却令人痛苦简直是大相径庭。这样一来，来访者因为体验到令人愉悦的过程而对治疗建立起积极的联想，就能够提升其参与治疗的动力和融合度，同时在参与治疗后期，进行更为痛苦的自我检验时也会抱以开放的心态。

　　在《游戏的艺术》（*The Art of Play*）一书中，亚当和阿利·布莱特内（Allee Blatner）将戏剧性游戏中的愉悦感归因于上述的双重意识。"大脑似乎能够在同时包容矛盾的两极（真实和不真实）的过程中体验到愉悦感，它是精神杂耍的一种形式。"布莱特内进而补充到，游戏中固有的克服明显悖论的体验或许体现了弗洛伊德的愉悦原则。布莱特内指出，成年人像儿童一样，对戏剧性游戏所提供的愉悦具有同样的能力和需求，他们将游戏推荐给所有年龄段的人，并且为他们提供指引，帮助他们重新找回孩提时的想象力和自发性。

　　大卫·里德·约翰逊（David Read Johnson）是在戏剧治疗领域多产的研究者之一，他的著作和戏剧性游戏有着清晰的关联。约翰逊认为，戏剧治疗最关键的组成部分是戏剧性游戏最本质的自发性元素。通过对一个发展的模型和即兴过程的运用，约翰逊创造出一个"自由游戏"的环境，来访者能够在即兴演出的角色中反映其情绪和思想。他在诊断中运用的元素包括对来访者自发性程度的分析、来访者即兴演出的角色风格和他们展现出的对于边界的维护。他开发出一种称为转化的戏剧过程，在其中"角色和场景会依据来访者当时正在体验的意识流和内在意象而不停变换和重新塑造"，这和儿童戏剧性游戏的流动且转化的本性十分相似。

另一位重要的戏剧治疗师埃莉诺·欧文（Eleanor Irwin）的著作也受到戏剧性游戏的重要影响，尽管她更多是偏向心理分析而非发展型的模型。受到以安娜·弗洛伊德（Anna Freud）、梅兰妮·克莱因（Melanie Klein）和玛格丽特·洛温费尔德（Margaret Lowenfeld）为典范的游戏治疗方法的影响，欧文强调了诸如木偶戏、故事叙述和沙盘游戏这类投射装置在对来访者进行诊断和治疗中的重要性。从许多方面来说，较之约翰逊使用的更为直接的即兴手段，欧文的方法和罗伯特·兰迪的距离模型更为接近。约翰逊带领的戏剧性游戏主要是个人的游戏，反之，欧文和兰迪则是强调投射的游戏。个人的和投射的游戏这些术语是由彼得·斯莱德（Peter Slade）提出的，他是儿童戏剧和教育戏剧领域的先驱。斯莱德对个人的游戏的定义是，参与者通过扮演角色，对自己的自我身体加以有形且积极地运用。另一方面，投射的游戏可以将一种想象出的戏剧情境投射到外在的事物上（如洋娃娃、木偶）。与约翰逊相比，欧文和兰迪对待来访者的游戏过程更像是个观察者，而非总是全身心地与来访者一起浸没在游戏中。兰迪在戏剧治疗中的距离模型能帮助治疗师弄清楚在一个特定的治疗情境中使用何种戏剧性游戏最为合适。投射的游戏通常提供了更大的距离感，如果来访者缺乏明显界限和情感掌控能力，或是正在面对和处理一个非常具有威胁性的问题，那么投射的游戏对他们而言就十分必要了。另一方面，个人的游戏则提供了一个具有更大自由度和表达空间的环境。

三、游戏环境的确立

在戏剧治疗过程开始时，建立创造性、游戏性的环境十分重要，这种环境能够重新建立个体在游戏时体验到的那种自由感和可能性。这样能够让来访者避免被要求表演的压力，他们的自发性和互动性会受到鼓励。或许所有的治疗师最感兴趣的都是对自己生活最具有疗愈功能，或是和他们个性特征有关联的方法。根据皮亚杰（Piaget）作品中所提及的，尽管每个人在一生中都会和象征性游戏有接触，但通常以戏剧性游戏的形式出现的象征性游戏，在儿童大约 7 岁时就会转变为包含规则的实践游戏。有时候，儿童会编写滑稽短剧、编排舞蹈，为他们的母亲或是邻居进行表演。但大多数时候，他们会进行关于希望、恐惧和冲突的即兴场景表演，对于这些，他们都没有剧本，也没有观众。基于自己的成长阶段、亚文化、家族情况而产生的困扰或压力，都成为儿童创作的素材。他们有时直接、有时则象征性地在嬉笑中演出那些各种各样使他们挣扎的生活困境。虽然在青春期之后，个体各自的生活走向了不同的方向，游戏对他们童年来说都是深具自动疗愈功能的，甚至会影响他们的职业选择。

第二节　剧场

"人在以自己的身份讲述时最难做真实的自己，给他一个面具，他就会讲真话了"，奥斯卡·王尔德（Oscar Wilde）曾这样说道。他发表这番论断时并不知道这句话将会对戏剧治疗领域产生何其重大的影响。

一、剧场中的角色

戏剧的角色或是性格就像面具一样，既有保护功能，又给人自由，从而激发我们去表达在真实生活承担的角色之下所隐藏的东西。"考虑到表达的危险，"戈夫曼（Goffman）写道，"伪装的功能不是去隐藏什么，而是为了去揭示，看看在一次与他人的相遇当中，对方能够多大程度地接纳你"。戏剧治疗师认为在戏剧表演中固有的伪装的元素是心理治疗的宝贵资源。对某些事情隐藏，其实是自我暴露的一种工具，而不是一个障碍。戏剧表演中的幻觉并不会带来对真相的回避，而是能够激发参与者去对抗真相。

"凭着这一出戏，我可以发掘国王内心的隐秘。"戏剧治疗师休·詹宁斯通过引用《哈姆莱特》的台词，强调了戏剧表演和戏剧治疗中戏中戏的重大意义："本质上来说，戏剧治疗的模型创造了一出戏剧中的戏中戏，换句话说，是戏剧治疗团体中上演一出戏，而它又属于所有人真实生活这个剧场中的一出戏……"这就是在戏剧治疗中"当良知被发现，真相被揭露"的时刻。剧场从很多层面来说可以被看作戏剧性游戏的延伸。在剧场中，角色和自我的区别比在戏剧性游戏中更为明确。在戏剧性游戏中，参与者以自然且流动的方式自发地承担或放弃角色，而且某个角色或场景的发展也相对来说并不重要。但在戏剧中，角色和场景的发展是被着重强调的。更为不同的是，剧场意味着观众的在场。而戏剧性游戏则通常由集体创作构成，集体中的每个人都同时参与到行动中。在以过程为导向的戏剧治疗中，观众仅仅指参与团体中的其他成员，或者对个体的治疗而言，仅指治疗师一个人。

二、两种表演理念与情绪控制

一人或多人的围观增强了表演者对审美特性的知觉，即使是在其无意识的层面上。即兴戏剧可以被看作由戏剧性游戏向剧场的转入，它运用了创造性戏剧的原则，并将游戏性的互动戏剧游戏延伸到戏剧扮演中。

在此阶段中，来访者的表演发展得更为成熟，角色和场景中所蕴含的种种自我面向能够得到更充分的表达。戏剧表演中蕴含的容许度则促使了这一表达。表演者通过角色表达出自我的某些面向，从而卸下了负担，也不必承担该行动带来的结果。戏剧中的伪装为来访者带来了自由且不用承担责任的独特体验。在过去的几十年中，实验戏剧越来越重视表演的过程，而非仅仅聚焦在产品或演出的结果上。不同戏剧导演和理论家对表演（acting）和演出节目（performance）的观点，以及对戏剧治疗的发展都有重要影响。俄罗斯著名戏剧导演康斯坦丁·斯坦尼斯拉夫斯基（Constantin Stanislavski）认为表演是一个情绪化的、心理的过程。演员通过找到自己和所扮演角色有认同的部分，从而找到并且将角色的"内在真理"揭露出来。认同是关键，无论在演员和角色之间，还是观众和角色之间。斯坦尼斯拉夫斯基提出了"神奇的如果"（magic if）这一概念，意在扩展演员的想象力和对角色的认同度。演员通过这一概念将自己投射到角色的生活情境中，通过排练阶段的即兴表演，回忆起在他们自己的生命中哪些经历能够激起类似该角色所需要的情绪。也是出于同样的原因，观众通过认同角色而使得情绪被激发，通常会回忆起与这些情绪相关的个人经验。

　　另一方面，德国导演贝托尔特·布莱希特（Bertolt Brecht）则不鼓励他的演员和观众对角色进行认同。布莱希特的目标更多是社会性的，而非心理层面的。布莱希特认为，人们需要在情绪上保持距离以客观思考，而非做出主观回应。而客观思考对于活跃的社会和政治改变来说又是必需的。在排练中，布莱希特的演员被要求以第三人称指代他们的角色，这和斯坦尼斯拉夫斯基在和他人互动中个人化的方法形成直接对比。在表演中，布莱希特创造了一种"间离/陌生人效果"（alienation effect），他不断地使用间离的策略，如打断情节、在情节进行中投射带有信息的幻灯片、在场景到达高潮前将其终止、展示面具和木偶。与演员对他们的角色进行客体化展现类似，这些策略都是为了培养观众批判性思考的能力。

　　这些看起来不同的方法，在戏剧治疗中都有重要的应用。将习惯同过去体验到的相关情绪保持抽离，更多是靠人的智性，而非感受，或是对认同他人及对他人移情有困难的人，有可能从斯坦尼斯拉夫斯基的方法中受益。另一方面，那些很容易被情绪冲昏头脑，或无法客观看待个人境况从而做出清晰决定或改变的人，会从布莱希特的方法中获得帮助。斯坦尼斯拉夫斯基的方法强调了情绪的表达和释放，而布莱希特则强调了情绪的控制以及自我观察力的发展，这两者在戏剧治疗中都是首要的疗愈目标。

　　情绪控制方法可应用于行为冲动的青少年这一群体。一旦青少年不再抗拒参与表演，他们很容易在他们的场景参与中变得高度情绪化。为了不让情绪化的、潜在不稳定的情节继续发展，导演可以在他们的表演情节中大叫"定格！"并同时使用距离策略。例如，引导来访者/演员反转角色（从而减轻他们对于自己角色的认同，并加深其对其他角色的理解）；要求来访者/演员或观看该场景的来访者思考刚才发生了什么并决定接下来应该发生什么（从而培养他们的反思能力，以及对选择和选项的感知）；要求来访者/演员以一种电视访谈的方式来谈论他们的角色（促进对角色的客观分析）。

三、"过远"与"过近"——距离模型

　　罗伯特·兰迪在戏剧治疗中的距离模型为戏剧治疗师提供了一个有帮助的框架，戏剧治疗师必须在保持距离的同时不断明确来访者变动的需求。兰迪的模型受到布莱希特在史诗剧中间离的概念以及社会心理学家托马斯·希夫（Thomas Scheff）美学距离概念的启示。希夫认为美学距离是过远距离（一种抑制的状态，其中认知体验是首要模式）和过近距离（从压抑的情感回归，情感体验为首要模式）之间的平衡；正是在这个中间点，宣泄得以发生，从而实现戏剧治疗师在对来访者的治疗中想要达成的目标。通常来说，更加具有戏剧性风格的方式对于来访者保持过远距离更为合适，而更加实际和自然的方式则适合与来访者建立过近距离，然而这并没有严格的公式。举例来说，兰迪解释了面具是如何在通常情况下造成"过远距离"，有时却又能够造成"过近距离"的。同样的技术在不同的场合有不同的功效。然而，来访者对于距离的需求是变动的，也就是说，戏剧治疗师必须十分谨慎地选取治疗方法。虽然以上是对行为冲动的青少年进行治疗的典型描述，但同一批人群也可能需要一种不那么间离的方法，或者同样的方式也有可能产生不同效果。

戏剧导演杰吉·格罗托夫斯基（Jerzy Grotowski）的作品对于戏剧治疗也同样具有深远影响。格罗托夫斯基的方法更接近斯坦尼斯拉夫斯基，而不是布莱希特，因为格罗托夫斯基聚焦在演员的情绪过程上。他承认受到斯坦尼斯拉夫斯基的影响，相信演员所具有的基本的创造力。但格罗托夫斯基认为，表演不仅仅是一个表达情绪和心理的过程，它更是一个精神性的过程。他将表演和雕塑进行比较：在两者中，人们都会将多余的部分凿去，以发掘和揭示最深处的形态。格罗托夫斯基"神圣的演员"的技术是消除障碍，而非积累技能。演员高强度的训练带来的是逐渐丢弃日常面具，直达本质以及核心。在表演中，演员与牧师类似，向观众暴露和奉献出这个核心或真相，他这么做是为了邀请观众踏上一场"自我穿透"（Grotowski）和净化的旅程。

格罗托夫斯基的波兰戏剧实验室受到法国导演安东尼·阿尔托（Antonin Artaud）作品的影响，阿尔托的演员邀请观众踏上一趟魔力之旅，在其中真相被揭示，观众获得情绪和精神的净化。阿尔托运用了梦境、图像、手势以及诗歌语言，打破了他所处时代以文字和线性情节为主导的戏剧。巴厘岛戏剧典礼和仪式的本质深深影响了他的创作，那种戏剧形式更像是宗教仪式，而非大众娱乐。阿尔托的作品影响了许多其他重要的导演，而那些导演的作品又接连影响了戏剧治疗，包括朱利安·贝克（Julian Beck）

和朱迪斯·玛丽娜（Judith Malina），他们是"生活剧场"（Living Theater）的创始人。

格罗托夫斯基和阿尔托的作品对于戏剧治疗有重大意义，他们的作品所提倡的自我觉知和它所服务的精神需求启发了很多戏剧艺术家和团体。这种戏剧不是逃避现实，而是能帮助解开包围和束缚我们的虚假伪装。这种戏剧不是向外出走和远离（逃离我们的问题、伤痛、困境、渴望等），而是一段向内探索的深度之旅。诚实的表演方式，或作为观众观看演员的真诚表演，是戏剧治疗者通向深层了解和疗愈的道路。尽管格罗托夫斯基从未明确地提及将戏剧用作治疗，但在过去十年中，他的实验室所进行的一些戏剧以外的实验以及仪式性的集会，似乎都蕴含着疗愈性质。凡是受到格罗托夫斯基影响的戏剧治疗方法，类似受到斯坦尼斯拉夫斯基的影响，通常都是过近距离的。而令人联想到阿尔托的超现实主义、意象和非自然主义风格的方法都同时包含了过近距离和过远距离两种元素。

戏剧治疗不仅受到实验戏剧的影响，相反也影响了实验戏剧，在很多情况下，很难分辨是谁先影响谁。戏剧和表演艺术家越来越能意识到他们的作品对于自己以及观众的疗愈功能。自传性的戏剧正在增加，在其中人们扮演自己或是他人生活中某些层面的角色。

有更多戏剧对紧迫的社会和心理议题进行探讨（如药物滥用和性虐待）。有更多的非专业演员参与戏剧表演，他们被称作"特殊人群"，如发展方面或身体方面有残疾的群体、情绪紊乱的群体，以及监狱的囚犯。戏剧世界的这些所有的变化都影响到戏剧治疗，同时也受到了戏剧治疗的影响。无论公开的表演是否发生，无论戏剧的扮演是否以个人体验为中心，戏剧作为治疗手段，都为揭露真相、实现深层次的交流和理解，以及将个体性变为普世性提供了舞台。

第三节　角色扮演

对角色进行实验是戏剧治疗过程的基础。戏剧治疗系列的早期阶段包括戏剧性游戏和戏剧性场景。参与者在此阶段扮演的角色在很大程度上是虚构的，而到了后期，这些角色则是直接从他们真实生活的经验中取材。无论虚构还是真实，对多重角色的扮演都扩大了表演者的角色库，培养了对个体自身多层面的检验，并且提高了个人与其他人的联结感。

一、角色机制理论

雅各布·莫雷诺（Jacob Moreno）是心理剧的创始人，他与心理学家乔治·赫伯特·米德（George Herbert Mead）曾提出的将人看作角色承担者的论调有所差别，而且把他们看作角色扮演者，兰迪曾对两者的区别特别强调："米德的概念首先是认知性的：我成为这样一个自己，那时我能够将他人的角色内化，并且按照他们看待我那样看自己。而莫雷诺的概念更加积极和富有戏剧性：我成为这样一个自己，通过角色排练的过程，我能够扮演自己的多个角色，也能去扮演他人。"受到莫雷诺对于角色理论的重大贡献的启发，心理剧作家亚当·布莱特内（Adam Blatner）曾将莫雷诺的作品扩展并且系统化，发展出一套角色机制理论。布莱特内提出的角色的概念，暗含了"心智上对于复杂行为的认同与自我具有的做出不同选择的潜力相分离"。通过给我们的角色起名字，我们与它们保持了一定距离。由此产生的对于角色的客体化使我们对它们更加有意识、更具接纳度，同时也能够重新评估和修正它们，这种客体化暗指一种抽离。这令人想起了一些精神传统，它们通过训练，通常是通过冥想的练习，使人不再为思想和情感所束缚，从而由禁锢转向自由。

布莱特内强调了人类体验的多维度。人们都在扮演多重角色，当人们对这些角色的理解能力和灵活度都得到提升时，他们的自我认同感会得到确认和扩展，他们的生活体验也会更加充实。与布莱特内的观点相通的是，治疗师和来访者的工作同样强调角色的动因，尤其是当来访者进入第三阶段时。所有的社会演员——也就是在真实生活中扮演角色的人——并没有意识到他们所扮演的角色类型以及他们的行动对同伴所产生的影响。曼厄姆（Mangham）曾在组织的环境下谈论社会演员，他提议组织中的社会演员"运用编剧框架并且采用一种元戏剧的视角，以此辨认出社会生活中许多内在的戏剧性，并且将他们自己视为社会戏剧的一分子——成为戏剧的剧本创作者、导演、演员、观众和评论家。在人们认清和意识到这些后，就有可能带来改变：有可能创造出新的剧本、新方向和新表演"。

二、角色"容器"论

社会心理学家最早用剧场来比喻对社会行为的检验，尤其是戈夫曼（Goffman）曾指出，人们作为演员，扮演各种角色，通过运用固定的惯例给某些观众留下特定的印象。戏剧治疗采用了这样的概念，即戏剧是一种有用的比喻，能够使我们的行为分析从术语层面转向行动层面。在戏剧治疗过程的第三阶段，参与者对真实的互动和场景进行重放和排练，并不是以抽象的形式（即像我们都会做的那样在思维中演练），而是非常具体地通过戏剧的场景进行。戏剧场景的设定带来更宽广的自我意识，培养参与者对角色、对他人的反应、对试图控制他人反应的方式，以及对模式和习惯性剧本的洞察力。在真实生活中，我们是如此疲于扮演我们自己的角色，以至很难对我们的行为保持觉知。从另一方面来说，戏剧自身就有可供反思的点——那就是当场景结束，或是导演治疗师在任意时刻说出的"定格"。在这些时刻，人们很自然就会谈论发生了什么、感觉怎么样、观察到了什么。角色理论家提出，戏剧帮助人们理解真实生活，因为真实生活反映了戏剧。戏剧艺术家指出，真实生活帮助人们理解和创造好的戏剧，因为戏剧反映了真实生活。在戏剧治疗中，两种说法都是正确的：人们的戏剧反映了他们的生活，从而使他们通过戏剧对生活有了更好的理解。

戈夫曼（Goffman）、曼厄姆（Mangham）、麦卡尔和西蒙斯（McCal and Simmons）的作品与戏剧治疗的人本主义方法相关，他们挑战了许多角色理论家的观点，那就是需要按照规定的、确定的以及基本来说不可改变的方式遵循社会情境。在麦卡尔和西蒙斯的《身份和互动》（*Identities and Interactions*，1978）一书中，作者将生活情境下的生活角色比作即兴戏剧，而不是已有剧本的戏剧（尤其是更加严格细化剧本的古典戏剧）。这是一个很重要的区别，代表了他们认为人类是由决定的和限定事物组成的观点。虽然存在一些限制，但这个观点仍然将人本主义观点所秉持的人们在塑造自己的过程中具有主动性这一点考虑在内。同样，在戏剧治疗中，参与者创作即兴戏剧，不仅为了更好地理解他们自己，也为了探索和实践新的角色、行为和反应。角色种类的增加暗示了自我感知的扩展，尤其是如果一个人坚持"自我仅仅是由我们扮演的角色构成的"这样的观点时，这本质上是莫雷诺的观点。心理戏剧家彼得·皮策利（Peter Pitzele）使用了一个恰当的比喻来描述莫雷诺的概念："他似乎是在说，我们或许可以把自己看作一群角色的集合体，好像我们是一个戏剧公司，我们自身有可能包含了许多演员。"兰迪在最近的大部分研究中十分关注角色和自我的关系，并且修改了他最初关于自我是多重角色的容器的观点。他现在认为自我的概念是神秘的，角色本身是所有思想和感受的容器，这些思想和感受关乎我们所处的社会和想象世界里的自己以及他人通过扮演、看见、接受和整合我们的角色，在那个扮演者中揭露的"我"的部分才趋向完整。

三、角色扮演理论

受到戈夫曼的启发以及两位推进生活即戏剧这一概念的社会心理学家沙宾和艾伦（Sarbin and Allen）的启示，兰迪强调了沙宾和艾伦提出的角色扮演的三个维度与戏剧治疗的关联：扮演角色的数量、有机的参与、参与的时间。

扮演角色的数量关系到戏剧治疗中帮助来访者扩展角色资料库这一目标；有机的参与则是指在角色扮演中的强度或距离程度，关乎帮助来访者达成美学的距离以及在情感和认知间取得平衡的目标；参与的时间是指与其他角色相比在一个角色上所花的时间，目标是帮助来访者在她所扮演的各种角色中创造一个有益的平衡。

尽管角色理论在很大程度上属于社会心理学家的研究领域，角色的概念最初是一个戏剧性的概念。兰迪提倡戏剧治疗师需要更全面地对他们的戏剧根基加以运用，他曾对戏剧中的角色运用以及曾在戏剧史中出现的各种形式的原型角色进行了广泛研究，并且分析了该研究结果在戏剧治疗中的应用。

对于兰迪来说，角色和故事是戏剧治疗过程的两项必要元素。角色"容纳了一个人需要在戏剧治疗中扮演出来的特质。故事是语言或体态的文字，通常是即兴的，表达该角色并为其命名。来访者作为创作者发明故事以作为揭示角色的方式。有时在数月或数年的治疗之后故事得以展开，在一个人故事的最后，来访者应该有能力回答这个问题——'我是谁?'答案包含了对于我扮演的个别角色的认同，以及我对许多角色的整合"。兰迪对故事的兴趣是受了沙宾（Sarbin）的影响，沙宾近年来从生活即戏剧转向了生活即故事的隐喻。兰迪描述沙宾的作品时提到过，人类不仅是角色扮演者，"而且是讲故事的人，他们通过承担讲故事的人和他们故事中的主人翁的双重角色来理解他们的人生"（Landy）。基于这个比喻，沙宾和他的同事假定了一个称为叙事心理学的新领域。故事和疗愈的关系在许多学科中都有关联，包括心理学、社会学、文学、戏剧和哲学。沙宾的作品与许多其他被讲故事吸引的人的作品相似，其中包括哲学家兼作家山姆·基恩（Sam Keen），他近期提出以对个人生活的质问作为引起觉知的方式，使自我觉察到无意识的剧本，从而使自己有意识地写下并活出自己的生命故事。

戏剧治疗从本质上激发了由基恩和瓦莱－福克斯（Keen and Valley-Fox）所表达的关键想法："一个有成效地看待神经症的方法是将它看作一个循环磁带，是一个我们在与自己及他人的对话中会重复的、常讲的故事。""嗯，我不是那种能够……的人""我从来不可能……为了在一生中保持生命活力，我们必须不停地创造我们自己，将新的主题编织到生命叙事中，记住我们的过去，修正我们的未来，给我们赖以生存的神话重新赋权。"这些想法和戏剧治疗的人本主义方法尤其相融，在人本主义方法中，最重要的就是相信人类有能力去做选择和做出改变。高度的自我意识（或者应该说角色意识）是实现真正的自由和转化所必不可少的先行条件。考虑到我们在自己生命故事中扮演的角色、经历的主题及次主题的多样性，这种角色意识和故事意识的培养并非易事。来访者或许在进入疗程时有一个大致清晰的自我感知，然后发现这种感知与其说是稳固的，不如说是简化甚至僵化的，实际情况远比"双眼所见"要多，即使是在来访者自己的眼中。拉姆·达斯（Ram Dass）曾说过，两个人的相遇，几乎是个千人的演员阵容！在戏剧治疗中，我们通过戏剧性的设定和角色扮演来揭示和发掘我们所扮演的许多角色，从而实现我们内在角色阵容的综合体。来访者发现她其实是个"一人乐队"，能够演奏比预想多得多的乐器，而与此同时仍然能够创造出一首连贯的乐曲，类似看顾自我（observing self）（内在）指挥家的在场非常关键，在戏剧治疗中，参与者练习如何同时成为音乐演奏者和指挥者、角色和演员、演员和导演以及观众。

　　一般来说，和不同的人互动交流时，个体意识到会出现自我的不同层面，以至于同样了解我的人对我的认知和看法是迥然不同的，这在青春期表现得尤为突出。出于对自我身份感的追求，多数青少年都会积极地加入一个独特的同龄群体。这种群体通常是以小团体的形式向其他人，也向自己反映个人的身份，以及个人在更大的同龄社群中的位置和地位。有时一个少年会与几个群体结盟，而不是只融入一个团体。个体既从属于它们又与它们保持分离。的确，也许他的一些朋友和另一些朋友永远不会有交集，而他的每段关系、每个扮演的角色、给他人留下的每个印象，都是自己的真实流露。自己并不感到分裂（不像那些贴有人格障碍标签的人所表现的症状）；不同的是，自己的不同性格就像一种颜色的不同色调，每一面都同时对其他面的存在保有觉知。尽管如此，这些面向存在的绝对数量和种类有时令人难以应对，并使个体困惑。随着时间的流逝，个体能够更好地把握自我的不同面向，将它们都置于自己的监护之下，选择让其中一些加强，让另一些隐退，去辨别哪些特质更为基本，观众或许能够在自己生活中的各个方面见证自己的这些变化。用布莱特内（Blatner）的术语来说，他开发了一个很好的"内在管理者"来确保"多重人格秩序"的运行。这是一个持续的历程，包括对新出现的人格的期许以及对已被埋葬的角色的挖掘，这个过程可以用来帮助来访者。

第四节　心理剧

一、雅各布·莫雷诺与心理剧

最广为人知的作为治疗用途的戏剧就是心理剧（Moreno；Cole；Johnson）。心理戏剧的创始人雅各布·莫雷诺是一个十分出色、多产且富有远见的人。他不仅将表演和情节的运用带入心理治疗，而且发展了一套给群体进行心理治疗的构想，以及评估团队动力学的方法（被称作计量社会学），激励人们意识到自发性和创造性的意义，提升了人们对角色理论的理解，改变了关于疗愈关系的观点（他将治疗师—病人的角色关系转化为导演—主角的角色关系）。他作品的范围相当广泛且影响深远，不仅对其他学科有所贡献（包括教育学、社会学、哲学和艺术学），而且关照生活的方方面面。他十分关心我们的精神根源、互相依赖和共同责任，以及我们找寻创意补给的内在源泉。在《谁应该生存？计量社会学、团体心理治疗和社会剧的基础》（*Who Shall Survive? Foundations of Sociometry*，*Group Psychotherapy and Sociodrama*，1953）一书中，他写道："我的立场有三层。第一，自发性。创造性作为人类前进的推动力的假设……第二，对我们的同胞的意图怀有信任。……以及将爱和互相分享当作有力、不可或缺的团队生活工作原则的假设；第三，基于以上原则的超动态社区的假设。"

20世纪20年代莫雷诺首创心理剧，成为心理治疗的一种形式，人们通过这种形式将个人问题表演出来，而不仅仅是谈论它们。主角（扮演的主角）由导演（治疗师）引导，团队中的其他人或者作为表演的观众，或者作为表演中的辅助自我（在主角的人生中扮演其他人，或者扮演主角的另一个自我，即替身）。主角通过现场扮演，以描绘和探索他的生活戏剧。这种将他的内在世界外化的方式，使他能够见证并且让他人见证他自己的困境。"因为我们无法进入病人的脑海中，观察他到底在想什么、有什么感受，所以心理剧试图通过病人的合作、将他的思想转换到个人的'外部'，并且将它客观化，使它成为一种可触摸、可控制的领域……它的目标是为了让所有的行为直接可视、能够被观察并且能够被测量。我们准备好让主角和他自己相遇……第二阶段开始了；这就是重新将那些已经被客观化的部分主观化、组织并且整合。"（Moreno）生活戏剧的扮演暗示了一种复活，这通过主角和观众所体验的情感宣泄得以实现。

心理剧的场景往往指向深层的情感，处理令人痛苦的记忆、儿时创伤、未被解决的冲突和决定性的生活困境（尽管更轻松和娱乐性的扮演也会发生）。莫雷诺将观众/团体的宣泄回溯到亚里士多德的宣泄概念，也就是观者会通过见证悲剧而得到情感的净化。而主角的宣泄则可以追溯到圣人的自我净化或是东方宗教的救世主，这样做是为了之后服务于他人（Moreno）。如此一来，心理剧就同时从舞台和宗教仪式中吸取了力量。

二、心理剧与戏剧治疗

尽管戏剧治疗无法（也不需要）从心理剧中分离，或是在心理剧以外去概念化，但两者之间的确存在显著的差别。心理剧一次聚焦在团体中的一个人身上，也就是主角，他重新扮演真实生活中的场景，或至少与他真实生活中的困境有清晰关系的场景。尽管团体参与是作为观众或是主角的戏中的演员，该治疗却是以个人为导向的。

另一方面，戏剧治疗则是更加以团体为导向的：治疗过程聚焦在团体过程和团体互动上，而非聚焦在一个人身上。此外，戏剧治疗中的场景和人的真实生活体验并非必要相关。确切来说，戏剧治疗更多地即兴使用了虚构场景，并利用游戏和伪装能够带来自由和认可感这一点，促进参与者表达及自我启示，即便方式十分拐弯抹角。在戏剧治疗中广泛使用戏剧的过程，不仅包括角色扮演、场景重现、即兴表演，也包含剧场游戏、讲故事、木偶戏、面具表演、哑剧和脚本场景。与心理剧不同，戏剧治疗是从戏剧艺术形式中诞生的，并没有单一的创始者。戏剧治疗师为了得到专业认证，必须要有剧场的背景（类似于舞蹈治疗师需要有舞蹈背景，艺术治疗师需要有艺术背景，等等），重要的是，心理剧就不需要这种戏剧的经验作为获得资格证书的先决条件。

相比莫雷诺最初的意图和导向，这些区别在今天得到普遍实践的心理剧中表现得更为明显。考虑到莫雷诺对团体动力学、戏剧风格（如舞台搭建、舞台照明）和自发性的兴趣，人们或许会认为他更像是一名戏剧治疗师而非心理剧工作者！另一方面，莫雷诺的确清楚地承认心理剧的个人焦点："即使是心理剧所谓的团体方法，在更深层面也是以个人为中心的。演的目标是触及每个人自己的世界，与他人分离。"（Moreno，Fox）心理剧的热身环节通常比之后的场景表演更具互动性，也更有趣，但它是以目标为导向的，即选择一名主角，并使团体为心理剧的环境做好准备。此外，经典心理剧工作者的角色是每一场景中的导演，而戏剧治疗师则更像是一名同伴演员。自然而然地，个体从业者都有他们自己的风格，有些心理戏剧家确实自己也会参与到情节中。尽管如此，戏剧治疗师更倾向于将他们自己置于一个更加宽广的"与戏剧空间保持距离的连续体"中（Johnson），从全身心地投入戏剧（同时也扮演引导的角色）到从舞台之外见证戏剧。戏剧治疗的元素越来越多地被运用到当代心理剧工作者的实践中（最出名的是 Blatner、Sternberg&Garcia、Fox、Leveton）；多数戏剧治疗师在工作中都会把心理剧当作基础的一部分，这点已经得到默认。

三、作为中间形式的社会剧

莫雷诺也创作了作为中间形式的社会剧，它的焦点在于将团体当作一个整体，而非将焦点集中在个人上。举例来说，一群心理剧工作者或许会检验反移情作用的主题，或者一群男性虐妻者或许会处理身体虐待议题。社会剧通常被用来帮助社区处理社会问题。社区中的一个危机（如在一个区域内的反犹太言行）或是持续的问题（如种族主义、性别主义或恐同症）都能够通过社会剧的过程进行有力的探索。

社会剧的参与者扮演假设情形中与他们共享议题相关的角色，但不会扮演与他们个人生活具体相关的角色。莫雷诺将这些角色的概念定义为同时具有集体和私人的部分。社会剧解决人们共同分享的集体领域的问题；心理剧解决对于个体独特的私人领域的问题（Sternberg&Garcia，1989）。社会剧更像是戏剧治疗而不是心理剧，因为它具有团体导向性。但它又和戏剧治疗不同，它的社会剧场景明显是关乎真实生活中所存在的问题，尽管这些问题是集体性的而非个人的。

　　类似心理剧，社会剧也是在青少年团体中使用较多的一种心理治疗形式。青少年在和他们生活阶段直接相关的问题上参与扮演现实的场景设定（与父母的冲突、同龄人的压力、约会等）是最为合适的。因为他们努力寻求同龄人认同和同龄人接纳，更为私人的自我揭露通常会令他们感到威胁。如此一来，社会剧的模式就和青少年尤其相关，并且对他们格外有效。对于儿童团体来说，运用假想场景是占主导地位的，它既不同于社会剧，也不同于心理剧。对于许多成人团体来说，从自己的真实世界逃到虚构世界是戏剧治疗过程的一个必要环节。在情绪紊乱的成人团体中，制造不具有威胁性、高度互动的环境，对良好的自我感知的建立以及逐渐建立信任和承诺而言，是十分关键的。对于这些团体，社会剧和心理剧直到疗程的第三阶段和第四阶段才会被各自整合。心理剧、社会剧和戏剧治疗的核心是角色扮演和角色反转。莫雷诺提出了这些必要的过程，它们能让来访者设身处地地思考问题，从而增加他们的理解能力和共情能力，不单单是看见世界，更多的是从自身以外的视角经历世界。从更深层次来说，在这些过程中，来访者承认了彼此的差异，也找到了他们的共性，以及彼此作为人的联结。在这里，戏剧治疗不仅来到了心理学和社会学的边界，也抵达了心理学和精神的边界。莫雷诺提倡表达个性、超越自我，实现对人际关系的更高意识，并使自身的灵性以心理剧的形式更深层地展现。这将来访者引领到神圣的领域——戏剧治疗的最后一个概念源头，也就是仪式。

第五节　戏剧性仪式

一、戏剧仪式与疗愈

　　1979 年，美国国家戏剧治疗协会成立之后，戏剧治疗被视为一个新的专业。然而，事实上，它是一种古老的模式：在早期社会中，戏剧和疗愈是不可分割的。社群曾运用戏剧习俗和仪式来对抗恐惧、象征希望、庆贺喜悦时刻、为真实生活中的事件做准备，并获取掌控和赋权的感觉。习俗和仪式也是一种联合的力量，同自然、神和灵性世界一样，联结个体与群体，给社群逐渐注入一种和谐感。

因而，人类学实践是戏剧治疗的重要资源。剧场起源于早期萨满及宗教的习俗和仪式中，这证实了戏剧和疗愈之间具有相互关系。佩戴面具、穿着戏服、装扮成人物形象、动物和神，这些对故事的扮演从古至今都存在（Schechner）。艺术治疗师肖恩·麦克尼夫（Shaun McNiff）相信在所有艺术形式中，"剧场中以行动为导向的艺术形式和萨满原型最为接近"。麦利夫认为，剧场和萨满主义的关联"解释了为何戏剧传统在西方文明历史中延续了心理学的艺术深度"。科尔（Cole）从仪式和萨满实践的角度分析了戏剧和表演对戏剧治疗的发展所产生的重大影响。

在萨满带领的仪式性的戏剧中（从史前到当代非西方文化），个体或社群内在的，通常是无意识的挣扎，被象征性地表现出来，帮助参与者和观察者释放情绪、进行宣泄。

二、仪式中的语言

象征性、比喻性的语言超越了口头语言和惯常参考框架的限制和约束；多重含义和多维度的感觉和体验得以传达。贝茨（Bates）将萨满称作"原始演员"，他描述了萨满或演员在看到和体现"病症"时的出神状态，补充说，萨满"像高强度的戏剧治疗那样进行疗愈"，萨满文化将疾病定义为灵魂的丢失，麦克尼夫（McNiff）曾说过，"从摇滚乐到创造性艺术治疗"的艺术，"试图将被绑架的灵魂带回家"。疗愈性的仪式能够表达和体现个人和普世以及世俗和神圣的情感、心理和精神，需要治疗的个人、团体或社群被全面整合地看待，对一个人产生影响的诸多方面是不会被分隔开来的。类似地，艺术是没有分隔的——戏剧、舞蹈、艺术、音乐和诗歌都是表达的整合形式。然而，戏剧是最能够清晰地表达他人的艺术形式，他人也由戏剧而诞生。"戏剧是最古老的艺术——人们在戏剧中通过舞蹈动作来扮演精灵、动物或其他人。舞蹈从中发展而来（表演时的动作），音乐（表演的伴奏）和艺术（表演的插图）也是如此。至少这是最早期的原始人看待艺术活动的方式。"（Courtney）在仪式性的戏剧和剧场戏剧中，放下怀疑十分重要，这能够帮助人从日常现实中出离，从而踏上一条发现之旅。在这段旅程中，普通或世俗之事都被抛之脑后，人来到未知之境或混沌之域；接下来就是面对混乱和黑暗，逐渐创建秩序，找到光明，这个过程是极具转化性的。参与者受到影响，却未受到损伤，他由旅程归来，将只有置身事外时才能挖掘的新发现带回现实世界，那些发现来自魔法、神圣的领域。戏剧的仪式创造了一个结构，在其中阈限（liminality）被包容，转化之旅得以发生。

所有人，无论来自所谓原始社会还是当代文化，无论是来访者还是治疗师，都将穿越或企图回避这混乱和黑暗、空虚和伤痛、阴暗和模糊、焦虑和恐惧。然而，在这里，在这片孕育创造性和精神养分的沃土上，如果一个人能忍受阈限，对自己和引领者保持信任，那么这就是一片孕育创造性和精神养分的沃土，就能够培养自己的心理洞察力和精神力量，以及使精神得到光明和净化、补给和革新。坎贝尔（Campbell）通过参照神话（坎贝尔认为仪式是对神话的表演），提出只有在谷底才能发生救赎，只有在黑暗中光明才能出现。萨满的旅程和深度心理学是平行的，或者更具体地说，考虑到其对戏剧性表达方式的运用和体现，它与戏剧治疗的过程相似。

三、戏剧仪式、戏剧治疗仪式

在进行戏剧治疗时，经常使用戏剧性仪式，这在最后的第五阶段尤为突出。在最后阶段中，戏剧性的过程帮助参与者对已经发生的一切进行回顾、包装和庆祝。个人和团体通过这些仪式能够全面地表达他们在戏剧治疗中被触动的思想、情感和精神的强度及复杂性。这种表达同时蕴含了内化和外化——对经验的整合与同化（在自己内部），并具化、分享这些经验（朝向外部）。

仪式是一种容器，它承载了在疗愈过程中出现的有力量的、通常不可转译的感受、形象和无意识的联想。仪式可以被看作一个器皿，它包含了整个团体的生命，这生命充满各种变化和转换、冲突和危机、伟业和喜悦。各种各样戏剧的仪式散布在疗程中，就像参与者总会回到的，尤其在课程末尾会重复的副歌部分。这样一来，对一切发生之事的认可和净化变得让人习惯，让人想起早期文化中仪式的作用，戏剧过程为人们提供了一个表达和驱逐负面力量的工具，同时也帮助参与者承认和庆祝积极的力量。在古老的仪式以及在早期希腊戏剧形式"山羊舞"中，圆圈常被使用，同时它也组成戏剧治疗，包括整体的心理治疗团体中戏剧性仪式的最常见形式（Jennings）。这种圆圈形式是宗教力量、精神和心理的象征，反映了人的心智（Jung；Campbell）。而且，它代表了完整性——时间和空间、离开和返回、向外的冒险和向内的回归、出生和死亡以及重生（Campbell）。这个圆圈意味着循环性。在戏剧治疗中，戏剧性仪式在圆圈中开始，并在圆圈中结束，这是在团体过程中上演的对周期的庆祝，圆圈的形成促使仪式带来包容感和连续性，它以简单的方式承载了复杂的团体。更为有意义的是，圆圈体现并加强了团体的团结和互相联结感。

古老的戏剧仪式和戏剧治疗中的仪式，以及萨满和当代戏剧治疗师都有相似之处，而考虑到社会环境下的巨大区别，这些相似也明显有它们的局限。尽管如此，通过检验其他文化能够帮助我们学习到很多。在与团体的治疗以及个人生活中，对戏剧性仪式的运用是很重要的一部分。无论在哪种情况下，努力对仪式进行设计，使它们能够表明时间中重要的点，能够在痛苦时期带来接纳和疗愈，包容混乱和困惑，并庆祝这样积极的能量。

作为当代的戏剧治疗师，这个角色和萨满是有差异的：治疗师不是一名祭司，在治疗中也不会融合宗教体验。与萨满不同，帮助来访者扮演他们内在的世界，而不是擅自包揽他们的病症，为他们治病。然而，的确会充分走进他们的世界、感受他们的世界；他们的痛苦和勇气包围着治疗师并使其受到启发。像萨满一样，治疗师像是一名受伤的疗愈者，将自己的苦难经历也带到他的疗愈工作中。

即使没有个人苦难，也可能有同情和同理心，显然，它们也会因为个人的苦难而得以加深。萨满从直接经历中获得知识（Halifax）。美国西南部的圣胡安普伟布洛（San Juan Pueblo）有一名老者曾这样描述这个过程："我试图表达的内容难以言说，也难以被理解，除非你自己曾亲身在深渊的边缘停留过，并毫发未伤地从那里回来。"从苦难中获得的情感成长就像修剪后的枝干生发出的新芽（Strauss and Goldfischer）。生活中的伤痕为我们提供了内在成长和拓展的机会。不论是萨满还是治疗师，踏上这段旅程，并从自己的生命经历中收集能够疗愈他人的能量，这背后充满了苦难的磨炼和胜利的欢欣。

像所有的"圆"一样，回到起点，从仪式回到戏剧性表演。考特尼（Courtney）曾说，戏剧性表演起源于早期文化中的戏剧性仪式，仪式中精神性的、心理的与社会的功能和儿童的游戏具有关联。这些关联不仅能在第一个和最后一个来源中找到，而且贯穿在整个来源之圆环中：阿尔托充满象征意味、梦幻的剧场毕竟令人想起萨满的仪式性的旅程（Landy）；莫雷诺发展的心理剧很大程度上源自他对小朋友戏剧性玩耍的观察；而角色理论家的分析则在很大程度上依赖于戏剧的构建，等等。

当然也有其他有影响的来源，其中很多都和本部分讨论的五个概念来源有联系。这包括教育中的戏剧和儿童戏剧、游戏治疗、格式塔疗法，以及其他创造性艺术治疗和疗愈的休闲活动。本书不会对这五类来源及其概念做更精细的叙述，因为我们将聚焦在戏剧治疗的过程和技术上。心理治疗的多种流派对戏剧治疗的发展和实践有重要影响，以下部分将展示一个戏剧治疗的框架，它整合了心理学的三个主要流派的核心理念。

第三章 戏剧治疗的框架

　　戏剧治疗的目标是建立安全、充满支持的互动情境，使来访者的自发性和创造性得以充分显现，并在心理整合的基础上建构新的认知和行为。鉴于戏剧治疗与传统戏剧演出所指向的目标的巨大差异，戏剧治疗中的主角、辅角、观众、导演与舞台五大要素的具有独特的内涵与操作规定。戏剧治疗是一个历时性过程。按照戏剧治疗产生以来所形成的既有传统，戏剧治疗进程的展开有一个大致的流程。戏剧治疗的基本要素与进展流程共同构成戏剧治疗得以实施的坚实框架。对这部分内容的分析与阐释是本章的主要内容。其中第一节和第二节主要分析戏剧治疗五大基本要素的具体内涵与操作规定，对戏剧治疗流程的介绍是本章第三节的内容。

第一节　戏剧治疗的基本要素
——主角、辅角、观众

　　戏剧治疗是一种戏剧化的自我塑造、自我完善方式。作为以"剧"的形式展开的治疗方式，其中的主角、辅角、观众、导演等共同构成戏剧治疗的美学空间主体架构之维。戏剧治疗的效果不仅指向作为主角的来访者，剧中的所有成员既是安全情境架构的保障，同时也是治疗的主体和受益者。

一、戏剧治疗中的主角（protagonist）

　　在戏剧治疗中，主角代表戏剧治疗演出的主要人物，主角的成长要求是团体活动的主题和焦点。主角的心理症结作为治疗的主要指向对象，即来访者在戏剧治疗中的定位，引领和确定治疗团体活动的基本方向。

（一）演出真实的人生的主角

在团体的暖身互动中，产生提供剧情故事的当事人，就治疗而言，其为一个来访者，是戏剧治疗中的主角。

戏剧治疗中，来访者之所谓主角，与传统戏剧有所不同。来访者在剧中要演绎的是自己的生活经验而不是作为演员去再现虚构情节中的角色。他被要求做他自己，而不是演员。戏剧治疗的演出是现场即兴的演出，团体活动的主题是在活动过程中产生和发展出来的，导演在主角的陈述中，根据主角的人生故事及治疗目标，与主角一起搭设布景，这个布景可以让我们看到现在、过去或者未来的行为可能。主角需要有机会面对自己的生活剧本，演绎出尽量真实的人生。导演会在主角的叙述中，导出与主角息息相关的人和事物并推进情节的发生、发展。

来访者需要谱写自己的生活剧本，"雕塑"出自己的私人世界，并将它演绎出来。即戏剧治疗的意义在于提供一个机会，让困于过去创伤经历中的来访者能够重塑和修通来自过去的痛苦。[1] 来访者以主角的身份在戏剧治疗中扮演自己的过程中可以重新去思考过往的行为模式，再次体验真实或想象的情节。认知心理学家将这种特殊的思维角度命名为后设认知。[2] 在场的所有人都要悬置自己的主观感受，进入主角的经验世界，沉浸于架构在主角生活经验上的剧情内容中，去理解来访者的内心世界，用主角的眼睛去观察外在世界，以自己的内心去体会主角的感受。并适时地介入剧情的进展中，使来访者通过观察辅角的反馈及演出，去审视和思考自身面对问题的应对方式，以期在下一次演出时尝试新的行为模式。

主角因此获得一个机会面对自己的生活剧本，演绎出尽量真实的人生故事。这些故事和场景可能是真实出现在主角的过去或者现在，也有可能来源于想象：可能发生、本该发生或者主角期待发生的事情。故事的主题可能是家人离世、主角缺失一次真正告别的机会；也有可能是一段童年的

---

[1] Peter Felix Kellermann, M. K. Hudgins. 陈信昭译. 戏剧治疗与创伤：伤痛的行动演出 [M]. 台北：心理出版社股份有限公司，2003：4.

[2] 即反思自己的能力，了解自己的认知过程并进行自我调适。

创伤，让主角久久难以释怀的难堪经历，需要去和解；也许是主角需要表达的交友经历，分享友人相处的快乐喜悦和真挚友情。只要团体成员经历过或想象到的都有可能成为戏剧治疗故事的主题。

（二）主角的"扮演"与表达

主角是代表戏剧治疗演出的主要人物，是剧中最重要的角色，他演出自己的人生故事，是一个代表的声音，团体的其他成员可以透过他来处理自己生命中类似与相应的部分。即主角通过"扮演"自己代为表达团体成员共同面对的生命故事主题。

莫雷诺认为，每个人都是天生的演员，既有表演的需求，也有将自身困境用行动表演而出的能力。个体在生活中通过行动充分表达自我需求的过程称为行动外化，一方面可以满足自身的行动渴望，另一方面可以向他人生动、具体地传达自身的情绪和想法。而在戏剧治疗中，主角也可以通过身体行动充分表达自我，在演出的过程中重新经历创伤事件，体验内心的真实感受，从而宣泄出当时未能充分表达的情绪。主角的地位是很有特权的，任何进入这个角色的人都不应该被强迫。一旦主角产生，导演与主角关系的建立是极为重要的，治疗联盟的成立会影响整个剧情发展的深度。主角需要感受到是自己在控制发生什么事，是在进行自己的工作，而且会受到尊重与关注。

主角作为一个代表的声音，团体的其他成员可以透过他来处理自己的部分，诚如电视剧的设定，故事的剧情、人物的关系皆围绕主角展开，其他参与成员，如辅角、观众，都可以参与主角的故事来明晰自己的定位，进而澄清、解决自己的问题。

（三）主角身份的流转

在任何一个戏剧治疗的演出中可能不只有一个主角。莫雷诺认为，每个人都具有自发的表演才能与演技，他只要有意愿把自己成长中的困惑在戏剧治疗剧场中表达出来，并对导演和团队其他成员有着极大的信任感，有勇气面对自己的问题，在导演的引导下，在团队成员的协助中，演绎自己的故事，就能在此过程中学习与成长，获得新的行为模式，实现自我完善。这为主角身份的流转提供了可能。

在戏剧治疗团体中，每次导演并不会只与一个主角工作。在某个场合中，可能会有一连串不同的主角出现。当然，多主角的团体治疗活动，主题也会相对比较复杂，这一治疗过程一般需要让拥有足够指导经验的导演来完成。

同时，不同于传统戏剧舞台的演员观众相对固定的身份结构，治疗舞台上主角、辅角乃至观众的身份具有相应的弹性，导演可以根据剧情和治疗目标的需要随时调遣安排来访者在三类身份之间进行转换。作为主角，也有机会在演出定格的背景下走出自己，去观察由替代者演绎的个人生活剧本，以及由他们创生出的问题解决之道。主角因此成为自我人生故事的观察者，这在现实生活中是难以实现的。剧场和戏剧的结构要素为来访者敞开了一个新的维度，观察者的身份保证了来访者作为旁观者的客观性存在，使之能够暂时脱离创伤的情绪和体验去看待自身问题，从而习得对待旧困境的新方式。

二、戏剧治疗中的辅角（auxiliary）——延伸、雕塑与引导

辅角——戏剧治疗中通过角色扮演协助主角实现表演的人物。

（一）辅角及其在治疗演出中的功能

戏剧治疗中，剧情的发展会带出主角需要的许多角色，导演允许主角从团体中选出自己需要的人成为辅角。莫雷诺将辅角描述为"治疗媒介"——在探索或解决情境、问题或人际关系时提供主角所需的帮助。❸是导演的延伸、探索与引导，同时他们也是主角的延伸，帮助雕塑出主角真实和想象的角色。作为团体成员，在剧情推进的过程中可在主角或导演的应允下扮演主角或是现实生活中的重要他人、治疗情境中的景物等。汇总起来说，辅角的功能有三个方面：（1）作为演员，帮助塑造主角世界中所需要的角色；（2）作为咨询员来引导主角；（3）作为特别调查者，配合导演帮助主角澄清特定问题。

需要注意的是，辅角所扮演的角色是由主角和辅角共同创造的，它不

---

❸　Paul Wilkins 著，柳岚心译. 戏剧治疗［M］. 北京：中国轻工业出版社，2009：31.

仅仅满足了主角的个人需求，在某种程度上也为辅角自身提供了一个表达的机会，使其能够发觉人格中原先被压抑或未曾察觉的部分。且主角与辅角之间往往是互相理解和欣赏的，莫雷诺认为正是在这种被他命名为心电感应的心理作用下，主角才挑选出最适合扮演剧中某个角色的人。

一般而言，团体中任何一位观众都可能成为辅角，但若由经过专业训练的人担任辅角，可以精准地领悟导演的治疗目标，帮助主角"多、快、好、省"地澄清自身的问题。协助导演工作，挖掘出主角内心更丰富的情感世界，让主角在专业技术的支持下，觉察到自己的行为、思想以及态度，获得问题解决之道、新的领悟与成长。

（二）辅角的作用

戏剧治疗中辅角的作用主要在三个层面展开：

1. 作为主角的替身和内在延伸

一方面，辅角依据主角的叙述进入所扮演的角色，通过仔细倾听主角的讲述和导演的指导，领悟角色的内在感受和态度，以便把角色的行为表现出来。将主角生命中的内在客体呈现在团体这个外在的现实中。通过细心倾听，把握主角的习惯化语言及表达方式，模仿主角的表情、音调以及身体动作等非言语表达，悬置自我感受，设身处地地了解主角在剧情中的心情与知觉，快速地进入角色，体会角色的内心状态，并在导演的指导下进行表达。借助主角所给予的信息，开启自己的同感能力，辅角能够变成这个角色。让主角获得观察者视角，通过辅角担任的替身主角可以旁观到现实生命故事中的"自己"。

另一方面，辅角也可以加入主角的想象世界，协助主角把自己的想法、感受和期待都自然地表达出来，他们一同创造符合主角治疗需要的场景，让主角的内在角色客观化呈现在治疗舞台上，辅角成为主角内在世界的延伸。受过专业训练的辅角还可以通过体验主角的身体知觉，觉察到主角没有被口头语言表达出来的需求，帮助主角澄清和表达更深层的情绪及潜意识内容。同时，主角可以通过观察替身对自己演出的重现，不断地修正替身的表演，以达到对自身心理情绪的准确把握。

2. 作为导演的助手和延展

在戏剧治疗过程中，辅角可以配合和分担导演的工作。尤其是对受过训练的辅角来说，他们能够在扮演角色的同时，获悉导演的治疗方向，不断地收集或体会所扮演角色的信息，反馈给导演作为治疗的参考。导演也会从辅角所得到的信息对主角的问题状况进行认知，加以分析判断。若辅角所报告的讯息与主角有差距时，导演也会在治疗进程中引导主角去澄清。在这个过程中，辅角既是探测器又是镜子，通过对主角进行探察和镜照，成为导演的外延性视角。帮助导演更好地完成对主角的观察和问题的呈现，为导演确定治疗方案提供新的讯息和维度。

同时，借助于辅角的在场，导演可以有条件地向主角演示问题解决的多种可能性，展示尝试解决问题的多种路径及其可能效果，提供主角观察、体验和思考。通过适应这个角色的身体姿势，发展出感觉与想法，说出只有这个角色个人才有可能说出的话，成为落实治疗效果的有效手段。比如，在探测母子关系矛盾问题的演出过程中，作为大林妈妈的辅角，在大林咄咄逼人的责怪中，意识到他带给妈妈的压力，于是扮演大林妈妈的辅角便会把所体验到的情绪报告给治疗师，治疗师就会顺着这些讯息而回问大林。比如：

治疗师：你相信你的妈妈在你面前同样承受着压力吗？

大林：是的，她在我们的争吵中提过。

治疗师：你认为她对你有亏欠吗？

大林：可能吧！

治疗师：当你说可能时，你的感受是什么？

大林：我有一些歉意……

那么，面对在演出中发掘出的这种不曾被大林明确觉察的压力，治疗师引导大林尝试通过正视妈妈遇到的这些压力，探索不同解决路径的办法，通过辅角的表演演示其操作办法，提供大林观察、体验并思考、判断，以找到自己能够接受的可行的具体策略。

3. 发挥主体性促进治疗进程深入

戏剧治疗本来就是一个行动的、戏剧形式的心理治疗。一旦辅角进入角色中，他们就有责任维持剧情的顺畅，辅角以主角所给予的简单讯息为基础，被鼓励发展自己的角色。辅角作为替身能够表达出主角内心的真实感觉，使主角镜观到自己所处的状况和相应的问题，而辅角则通过感应与同感对主角产生某种程度的了解，并由这些了解，在不需要导演或者主角更进一步的指示下，更深入地演出，协助导演完成对主角的治疗过程。辅角常常是自发性的回应剧情，支持剧情的开展与发展，可以说出主角一直都不敢说出的话，或者一直不敢想的想法。在这种背景下，辅角自我主体性的发挥，对支持和影响治疗过程有积极作用。

透过这样的方式，主角对自己所处的关系或许有更多的了解与领悟，而不需要心理治疗师或导演作任何的分析诠释。例如，大林的替身对着扮演妈妈的辅角说："我是爱你的，我的一切对抗是想成为我自己，而不是你认为的我要违抗你、不尊重你。请你相信，我想成为自己，也依然会爱自己的妈妈！"对主角来说，这样的情景遇见仿佛为僵持不下的母子关系困境打开了一个新的视角，也为解决问题给出了一个新的维度，来访者透过直观的把握可以迅速提取到面对困惑的力量以及打破僵局的具体办法，进而获得更完满的成长。

为了达到鼓励主角多体会、多表达自己的目的，辅角时常可以用比较夸大的方法刺激主角，让主角在感官上了解造成冲突的人物的内在情感，以便引发对辅角的反应。在主角的需要与剧情发展相符的情况下，辅角可以冒险去说或做某些事。导演的责任就是与主角确认辅角所发展出的这些事情在感觉上是否接近真实。

（三）辅角的选择

辅角通常是由团体成员或专业性辅角来担任。专业性或受过训练的辅角会出现在戏剧治疗的场所中，他们可能是正在受训的戏剧治疗导演，也可以是一位协同治疗师或是一位有经验的工作人员。

戏剧治疗辅角的选择主要有以下方法：

专业性辅角。往往是导演的工作伙伴或有经验的团体成员，这类辅角的出场通常是由导演决定的，在征询主角认同后进入演出。

由主角自己挑选辅角。根据剧情的需要，主角自主选取团体中的成员来扮演特定的角色。在这种情况下，主角的选择过程也会进入导演的治疗视角。演出完成后，导演一般会让主角想想自己为什么要做那样"直觉性"的抉择，从中导引出有价值的领悟和问题解决的多种可能性。

导演可以从团体中选出一位团员来担任辅角。一般情况下，是由于导演认为这位辅角能把这个角色演得成功，或认为让其担任辅角会因此而受益，或觉得这个角色太受限制，只有他能演，而且认同这个角色。

导演可以寻找任何有同感且愿意担任辅角的人来担任这个角色。导演可以问："有谁愿意扮演协助主角的辅角？"辅角被挑选来担任某个角色，是因为某些明显或不明显的个人特质。通常接受一个与自己某些内在人格特质相似的角色，可能会承受很大的压力，但是，这也是很深的回馈。

(四)"去角"与回归

在戏剧治疗团体演出结束后，辅角要将扮演的角色丢到脑后，称之为"去角"或"脱角"。戏剧治疗中"去角"（desrole）这个过程是重要的。在戏剧治疗中，每一个团体成员分享他所扮演的角色，和他们自己就足够了，最后他们要回到自我的感觉中。导演一般通过设计特定的动作与语言，帮助辅角在完成演出任务后，迅速跳出角色，回归自己的身心世界。

在戏剧治疗团体最后的阶段中，有机会让辅角去探索他们与主角的连接，这对辅角而言也是一次非常好的暖身。总之，对辅角而言，参与扮演某一种角色往往对他自己也有成长性的帮助，就像戏剧里的演员在演活了一些角色时，能够扩大他的人生经验。戏剧治疗中的辅角一方面是协助者，另一方面能够体会到另一个心灵、另一个人生，有扩大角色经验的效果，从而增加知觉力。

三、观众（auditor）——客观的视角与情感支持

在戏剧治疗中，见证演出过程而没有参与表演的人的团体成员被称作观众。

随时参与和探讨演出的观众传统戏剧中，观众稳坐台下静观剧目的演出，是单纯的旁观者。他们可以将台上正在展开的戏剧故事尽收眼底，并在内心独立展开自己的分析、判断、想象与思考。传统戏剧的观众是独立且安静的观看者、欣赏者与思考者。

与传统戏剧不同，戏剧治疗的结构具有极大的开放性，导演要求每个团体成员都积极地投入到戏剧治疗中，观众也不例外。在戏剧治疗的演出中，随着剧情的推进，观众可能随时被来访者邀请参与到演出中成为辅角，同时，导演也会邀请观众到舞台上，给主角提供情感上的支持，或者

询问观众对当前情境的反馈意见。当戏剧治疗演出结束后，主角、辅角以及观众会一起回到团体中，分享各自的主观感受。也就是说，观众的角色会随着治疗的进程发生适应性的变化。无论是观看演出、分享自己的生活，还是被挑选为辅角上台演出，每位观众都拥有互动讨论的权力。在戏剧治疗中，观众既是观看者，也是潜在的表演者。正是这种开放性决定了观众是随时出入演出活动的行动者。

实际上，戏剧治疗中的表演场地没有绝对的界限，观众与主角的这种互动体现了观众存在的双重意义。他们既代表了客观的眼睛，也是协助主角完成演出的支持者。戏剧治疗的观众不同于观看其他戏剧演出的观众，他们可以在演出进行的相应环节主动探讨对主角的感受，并且与主角分享自己的生活经验。对于主角而言，无论是赞许的掌声，还是批评的意见，都象征着主角自己所阐述的问题被他人倾听并回应。这种来自观众的支持力量是非常重要的。更重要的是，观众的反馈对主角来说是宝贵的客观经验，当他人试着去理解自己的主观感受时，主角会感受到团体的接纳和支持。

大多数人都知道用心聆听的益处，戏剧治疗的演出远远超出言语交流的范围，在戏剧治疗中，旁观者本身就有强大的治疗效果。观众对于主角的意义在于愿意接受并理解他，同样主角对于观众也有其独特的意义与价值。观众通过旁观演出，在戏剧治疗中或多或少能窥见自己的问题，缓解自身的情绪，获得新的认知与感悟。当主角打开心灵，与观众分享自己真实的生活状态时，观众会对主角的遭遇表示同情或理解，在分享时述说自己的问题和感受，能较好地达到宣泄的目的，缓解自身情绪。在陪伴主角探索问题的过程中，观众可能会认同主角或辅角的故事，觉察到自身的问题，对自己在生活中遇到的类似情境有一个新的认知和领悟。也就是说，观众一方面可以支持主角，分享给主角处理问题的经验，另一方面也能通过主角的生活经历，觉察到自己的问题，从而思考并建构出新的应对策略，使问题得以解决。可以说，正是这种独特的观演关系使得戏剧治疗得以顺利演出。

戏剧治疗的主要目标，就是通过角色扮演、角色交换、行为演练等各种技术训练主角及其他团体成员的自发性和创造力，以便主角和其他团体成员拥有复原的能力，即可以独立应对现实生活的能力。

第二节　戏剧治疗的基本要素——导演、舞台

一、导演（director）——治疗师、协助者、团体领导者

（一）导演的定义

在戏剧治疗中，导演是指带领、引导主角和团体探究自身问题的治疗师。导演是戏剧治疗中的核心人物，运用一系列戏剧治疗技巧辅助主角架构戏剧治疗，协助主角、辅角及团体完成演出。在个人成长及其他训练团体中，导演可能也是团体成员之一。在这类戏剧治疗中，主角、辅角、导演、观众并不是固定的，他们可以互相转换，如某个经常带领团体的导演需要处理一些自己的议题，另一个人就可以担当导演，而他自己就转换为主角。

导演是整个戏剧治疗发展的催化剂。他要帮助主角选择成员来担当这场戏的辅角，并且要指导辅角在关键情况下做什么事、说什么话。有时，导演也希望主角在选择辅角时，考虑用已受过专门训练的人参与辅角的角色，这更有利于主角很好地把一些问题澄清。

导演是整个剧场的灵魂，需要注意顾全整个团体的气氛与需求。当主角的情感宣泄引起在场成员的共鸣，并有需要当即处理时，导演也会在适当的时候安排团体的活动，让团体成员把自己失落的情感好好整理一下，以便不会影响整个剧情的发展。然而，在戏剧治疗的实际操练中导演又是"主角的追随者"，也就是说，导演对主角在每一时刻所呈现出来的线索都能敏锐地捕捉到，并及时地展现。一般来讲，导演在剧情中不能加入自己的世界观和理念，要充分地进入到主角知觉系统中的主观世界。所以，导演不是导自己的戏而是导主角的戏。

在指导戏剧治疗中，导演还要能很好地控制自己的情绪。作为心理治

疗者需要练就在情绪上收放自如的能力。要有情绪投入与抽离两种不同的心情倾向。投入时是用心、用情地去感受，抽离时则运用理性平静地做决定。在戏剧治疗中，导演要拥有细微的感觉，容许自己被感动，但在工作中不能被情绪淹没。专业性的冷静是必要的，但绝非冷漠。有时导演也会被剧情震撼，感动于剧情之中。这种情况的发生可能与剧场当天的内容有关，其恰好与导演个人的生活经验有某种程度的关联，而勾出了自己的情绪。也有另外一种可能就是心疼主角的遭遇，或感动于主角的挣扎。如果是前者，或许对导演来讲是一个好机会去面对和处理自己生命中未了的事件。当然，导演在执导中是不能停下来整理自己的问题的，唯有延后处理。但倘若情绪涌上心头，也不必强忍，不妨就让眼泪流出，导演带泪工作，对剧场并不会造成伤害，导演情绪激动，反而能带来团体的感动。然而导演的泪水，要在团体活动结束后的分享中对团体成员有个简单的说明，以免有些成员会因此有过度的关心，而进行无谓的猜测。万一导演的情绪非常强烈，陷入情绪失控而无法工作，或许是碰到自己重大而未加处理的事件，则应该暂停工作，对团体略做分享和说明，并休息片刻再继续工作。强忍不是适宜的做法，勉强压下情绪，反而会阻碍自己的发挥。

在戏剧治疗中，导演不仅要觉察主角的心情指数，还要觉察自己的心情，并给予一些照顾。这样做反而能展现导演人性的一面。一般说来，工作经验丰富、自我探索的路走得较为完整后，导演流泪多半是因为感动。感动于人性中受苦与挣扎过程中展现出的美丽。导演偶尔有感动落泪的时候，其实是专业导演享受的时刻，发现工作多年并未使自己的真情磨损，仍有一颗易感的心，明确而清晰的觉察亦同时存在。这对剧场而言也常是动人的一幕。

（二）导演的主要作用

作为戏剧治疗的导演，其主要工作是刺激自发性，引导和架构戏剧治疗的演出。具体来说，导演应该发挥的作用体现在以下三个方面：

第一，根据主角提供的线索将其转化为戏剧场景与行动。

戏剧治疗导演不同于一般的戏剧导演，后者只用指导演员表达出剧本故事的主题思想，前者则是帮助来访者在演出现场创设出困扰其现实生活的具体情境，通过对场景的分析探讨以进一步延展思考帮助主角解决问题。换言之，一般的戏剧是按照导演的意图进行演出，戏剧治疗则是在导演带领下引导主角将其问题以戏剧形式表现出来。敏锐觉察主角提供的每一条线索，并将这些线索转化成戏剧的行动，让这些行动既可以传递出主角的情绪，又可以被观众所理解与支持。

第二，拟定治疗目标并保护主角。

在戏剧治疗的过程中，导演需要根据来访者的叙述及反馈拟定可以达成的治疗目标，确定技术路线并决定自己使用的戏剧治疗方法。这就要求导演必须询问所有他觉察到的问题，尽可能从来访者的角度看待他目前所处的困境，减少自身主观预设的干扰，更好地理解主角的主观经验世界，并且根据当前情境选择更恰当的戏剧治疗技巧。

主角在团体中分享个人经历、感受和想法（包含个人隐私极其痛苦的回忆），导演需要带领团体给予主角足够的情感支持，减少对主角的伤害。在主角宣泄情绪时，导演需要正确引导主角使用道具，必须避免参与者受伤的情况。此外，在主角脆弱的时候，导演要避免主角得到别人理性的分析或建议，否则主角会感到压迫，常常造成对主角的伤害。通过创设安全的环境，积极地保护主角，促进主角安全疗愈。

第三，始终保持客观视角对治疗环境进行观察与评估。

在戏剧治疗中，导演需要同时觉察三方面的信息：第一是要了解主角的个人信息及困扰主角的问题；第二要评估主角的人格特质和心理状态；第三要持续关注团体内其他成员的反应。这就要求导演必须保持情绪的投入和抽离两种状态。一方面需要投入自身的真实感受，准确理解和把握主角的心理情感及具体需求，另一方面有需要抽离，保持客观立场，从观察者的角度对主角的状态进行评估，确定适当的治疗目标，决定技术路线并选取适用的戏剧治疗方法。

戏剧治疗导演必须具备心理治疗能力，以及掌握丰富的戏剧治疗技巧。导演需要按照心理治疗的方法和目标与参与者互动。确切地说，戏剧治疗导演首先是一名心理治疗师，他觉察主角复杂的情绪，评估主角的心理状况和人格特征，并且拟定可以达成的治疗目标。导演是整个戏剧治疗发展的核心要素，通过促进主角疗愈的方式来领导整个团体。

另外，除了对主角的关注，了解主角面对的问题，评估主角的人格特质和心理状态，导演还必须持续关注团体内其他成员的反应，照顾到除了主角以外的其他参与者的情绪情感变化，觉察到整个团体的气氛和需求，当主角的生命故事引起团体成员的共鸣时，导演需要马上与团体成员沟通交流，必要时，导演需要安排团体活动帮助团体成员处理情绪问题。

（三）其他剧场责任

1. 暖化团体与主角。

在戏剧治疗的开始，导演最主要的责任是通过一系列的活动，可以是音乐、绘画、游戏等各种方式，来促进团体的开放性和增强团体的凝聚力。在主角开始演绎时，也要帮助他暖化，以便主角能更开放、轻松地表达自己的真实故事。

2. 选择和设计场景。

戏剧治疗的场景不是预先策划好的，而是导演根据主角的叙述，捕捉到需要的讯息与主角共同设计的。

3. 掌控演出的时间与节奏。

一出戏剧治疗的演出，很重要的部分是团体的分享。所以，导演要很清楚地把握好这场演出的规模，以便有时间结束演出，带领团体进入分享，并对演出活动作小结。

4. 道具的运用及管理。

在戏剧治疗中，道具的运用能产生相当的效果。特殊的灯光、有技巧的配乐或具特殊情绪意义的录制歌曲，都能让主角进入拟真的场景中，自发地演绎。所以，何时运用这些道具，导演必须心中明了。

二、舞台（stage）——一个多面向又极为弹性的空间

（一）有形的舞台空间和无形的心理时空

舞台是戏剧治疗演出的地方，它可能是一个正式的平台，也可能是团体中空出来的一块场地，或者是在事件发生的原地重演并探索当事人的冲突。莫雷诺曾解释说，它是一个多面向又极为弹性的空间。现实世界的生活空间经常是狭义而又局限的，人很容易在其中失去平衡。舞台上的主角

可以借由这个技术免于压力，充分地表现自己，再一次重拾平衡。除此之外，戏剧治疗的舞台与戏剧舞台不同，它有自己特定的结构及抱枕、垫子、桌椅、灯光、音响等辅助道具，在戏剧治疗中都是具有疗愈效果的工具，如特殊的灯光和音乐音响可以唤起不同的情绪，营造不同的场景。

舞台可以给个体提供一个安全的环境，通过行动的方式演出自己的生命经验，这种演出情境下的体会和感悟可以直接转化至真实生活中。余秋雨在《戏剧审美心理学》中说："当观众从熙熙攘攘的街市走进剧场，他感知舞台上的一切与方才感知街市上的种种事物持有不同的方式和标准。"正是舞台的存在，团体成员可以迅速地意识到戏剧治疗演出与主角的现实生活不同。戏剧治疗可以充分地展现"人生如戏，戏如人生"的特质，尤其是在舞台演出中，允许主角将生命中的过去、现在、未来具有重要意义的事件通过表演呈现出来。

戏剧治疗中的舞台可以看作是个体人生舞台的缩影，不受时间与空间的限制，在给个体提供保护性支持的前提下，保障了个体自由创造的权力，使个体能够实现内部世界与外部世界跨时空的对话与交流，唤醒内心最深处的感受与经验。通过对内心深层矛盾多种方式的具体呈现，激发出个体本身的自我疗愈功能。主角可以让真实事件与再次演出在舞台上相互交会，又可以在不同角色中转换及体验以扩大自己的角色目录。

（二）唤起与促进主角情绪的表达

戏剧治疗的舞台可视作行为环境，是当事人通过对自我的觉察和期望解决心理冲突的意愿觉察到的物理环境，根据心物场的理论，当事人处在舞台中，受到自我与行为环境的影响。便会产生相应的心理活动，并受之调节表现出相应的行为——通过演出的形式对内心的创伤经历或负性情绪进行表达，并打破旧的心理模式。

在舞台上可以借助灯光、音乐提供不同的效果，唤起和促进主角情绪的表达。比如，特殊的灯光可以营造出不同的氛围，激发出不同的情绪状态，红色代表紧张、刺激，蓝色代表忧郁、宁静，黑色代表孤独、绝望等。灯光还可以表示不同的时间段，白天、黑夜或傍晚。采用柔和、自然的灯光可以让主角更放松，从而觉察和表达自己真实的感受。音乐的使用可以作为暖场使用，迅速唤起主角的情绪，也可以根据主角的心情挑选不同的音乐。在演出过程中使用音乐，要注意与主角的情感同步，不然会造成主角的不适，降低治愈效果。导演适时选用背景音乐，可以烘托气氛、暖化主角、帮助主角更好地宣泄情绪，引发观众的共鸣。

（三）舞台上的道具及其疗愈功能

道具是指演剧过程中使用的器物，是戏剧治疗中的重要组成部分。道具可以帮助主角呈现语言难以描述的环境细节，代表回忆情境中的重要信物，辅助主角塑造不同特色的典型形象。常见的道具有不同颜色的丝巾、抱枕、报纸、桌子、椅子等。舞台上的道具除了实用价值，还承担更多的疗愈功能，一方面是治疗过程中代表某种象征意义，有着极强的表情达意的功能，另一方面道具可以成为主角发泄愤怒和悲伤情绪的工具。比如，一张"空椅子"能代表想象中或投射出来的人物，仿佛某个幻想出来的特定人物正坐在上面，面对着椅子，主角的倾诉有了更切实的着落点，会增强治疗效果。再者，椅子不仅仅是用来坐的，当它空着的时候可以充当障碍物、高地等，也可以扮演主角想象或者投射的重要角色。抱枕、垫子可以在辅助争吵、保护、安抚等多种情境下使用。

第三节　戏剧治疗的流程

戏剧治疗演出活动需要在一定时间维度上展开，戏剧故事的上演、治疗师的指导、来访者的领悟与成长，一句话，治疗过程的实施、治疗目标的达成、治疗效果的实现均需要在特定时间范围内展开和实现，戏剧治疗是一个历时性过程。按照戏剧治疗产生以来所形成的既有传统，戏剧治疗进程的展开有一个大致的流程。戏剧治疗的流程构成戏剧治疗框架的另一重要维度。

戏剧治疗的内容和特性都具有渐进性和连续性。在顺序进展的治疗阶段当中，来访者经历渐次放松、自我开放、问题呈现、探索冲突、整合获得解决策略、反思与分享等流程，借助于戏剧所提供的基本框架，治疗环境中主角、辅角、观众身份角色的互转流动，团体中的每个人分别得到自我适切的相应觉知、发现，促进新的思考和问题解决策略的产生，个体和团体在治疗过程的积极进展中实现疗愈性成长。

一、暖身

暖身是一种心理现象，可常见于我们的日常生活中。比如，进入考场面试前静下心，深呼吸，练习做出微笑的表情面对考官；坐下来静心写作时先整理好书桌，给自己泡杯茶；或者走进老板的办公室汇报工作前先整理一下衣服，深呼吸……这些常用来放松自己、缓解压力的活动都是暖身活动。

在戏剧治疗中，暖身是用来帮助主角充分地投入演出的手段。一般通过逐渐增加身心活动，使得来访者的内在焦虑得以降低，从而产生安全感与信任感，以激发和调动其自发性创造状态。戏剧治疗中的暖身是用来帮助参与者充分地投入演出的手段。

（一）暖身的对象、层次与方法

当一群来自不同地方的陌生人，带着不同的心情进入戏剧治疗团体，导演需要唤起团体的自我开放、自发性和创造性，即团体暖身。通过一些音乐、绘画或戏剧游戏活动，使团体成员相互之间、导演和场域之间逐渐熟悉，建立团体的信任感和凝聚力。

戏剧治疗中，暖身的对象包括全体参与活动的人，范围涉及以个体或群体形式存在的主角、辅角、观众以及团体，导演在进入团体之前也需要先让自己暖身。暖身活动可分为两个层次：首先导演介绍自己并认识团体其他成员，与团体一起谈话或者向团体成员介绍他要做的事；其次，导演协助团体确定演出的主题和主角，了解戏剧治疗有关的伦理规范，发展团体动力，实现对团体的暖身。

暖身阶段是每一个戏剧治疗的关键部分，为支持接下来的演出奠定了基础，通过暖身活动，导演帮助成员放下在其他情境中的角色和面具，能够自由地表露真我；在这一过程中，导演协助成员接触自己，觉察自己此时此刻的心情状态；通过一些简单有趣的身体活动，帮助成员暖化肢体，以便进入非语言的工作方式。一个不具有威胁性、放松、富有安全感、玩要的环境被建立起来。

（二）引导式暖身和非引导式暖身

根据导演的不同操作路径，暖身可分为非引导式暖身和引导式暖身两种。

非引导式暖身是指在团体形成的最初阶段，导演不对主题进行引导，而是通过设计活动，选择性地使用各种介绍的方法，让成员在混合、有结构的动作练习等活动中彼此认识，自由探讨，去产生共同主题。借由一些非口语的练习，如以手或背来说话，信心走路等。让团队的成员相互认识，并进行自我意向呈现。通过这样的联系，不仅使团体成员在建立信任感，达到自我开放等暖身方面卓有成效，而且可以相对自发地产生演出的主题。这种技巧就是"非引导式暖身"。例如：

导演带领团队成员做完一些热身活动后，对全体成员说："现在我们的《成长进行时》课程即将开始。在开始之前，请大家彼此认识对方，并告诉对方你希望在这门课上获得什么？"

小蒙干脆利落地找到一个清秀的女生，友好地点点头，开始了自我介绍。"我来自机电系……我来上这门课是想认识女生，我们系简直是和尚系！……"

还有一些男生推推搡搡，观望着、犹豫着。有些找到了女生配对，而有些没有。最终的话题落在如何主动与女生打交道。导演就把课程的主题定位在"如何与你身边的女生打交道"。

通过角色扮演的方式，让成员了解用怎样的方式会让彼此很轻松地被接纳。

如果团体主题已经确定，或者成员已了解其工作，导演只要开始讨论，或者用一个具体的例子，以社会剧的方式来探讨一些问题，这就叫"引导式暖身"。例如，

"今天我们谈论的主题是'我们的校园生活'。"导演透过一个校园生活的具体实例，引出不同阶段校园生活的内容、结构、样式的不同。成员通过游戏组成小组，以社会雕塑的形式表现出各自所处的校园生活阶段，演绎出师生关系、同学友谊、学习的困惑以及成长的渴望。在演与观的过程中，成员们尝试探索把握校园生活的节奏与主题。

（三）常用的暖身活动方法

近年来，许多促进放松身心、增进相互认识的方法被发展出来，简单有趣、可操作性强，可用于戏剧治疗的暖身。

（1）情境测验。通过创设条件，假定个人或团体置于某种特殊状况之下，促使其设身处地地思考问题，寻求突破。常用的有："救生船"的情境——谁要被迫选择死亡；"弃置在荒岛"的情境——团体如何把本身组织起来；"搭便车的人"；等等。戏剧性、幻想性、幽默性、悲剧性的情境，从轻度情形到极端的情形均可。

（2）引导式幻想练习。这种方法可以有多种展开形式。导演要求团体成员想象各种主题，陈述每个人所想到的详细内容，如想象身体的内部旅程，经过的森林、山脉、房屋或进入大海；想象自己会拥有怎样的小屋，并仔细说出它；团体中可以个别使用，俩俩成对也可以用到或团体一起分享同一个幻想。

（3）剧院游戏是由哑剧发展来的练习。给定主题或自由的创作性戏剧片段练习，可以广泛地被用在学校情境里，常用于引起对较有意义问题的探讨，如学校心理情景剧。

（4）舞蹈。舞蹈和练习可以引起自发性和对情感表达的投入，因此可以达到暖身的效果。其中包括简单的身体动作，感觉唤醒，生理能量学和韵律式团体仪式。简单的声调吟唱、咕噜哼鸣、噪音重叠都能加强呼吸和动作表达的效果。

（5）音乐活动。团体成员可以制作一种简单乐器当场演奏；可以混合使用音乐、声音和身体动作来加强作用；成员所熟悉的歌曲演唱或欣赏活动等能引起团体对某些情绪问题的讨论，有效地催化团体互动。训练有素的音乐治疗师能利用其对音乐的能力，使成员产生各种心情，增强演出热身的效果。

（6）艺术材料。绘画、黏土、纸糊材料、粉笔、蜡笔、指画、彩色沙土以及各种美术拼贴材料都很有用。受到艺术治疗法的启发，团体在上述具有创造性的艺术活动后进行演出，演出后又再投入艺术的创作中。有时采用艺术材料的方法是要达到团体成员互相分享绘画的目的，团体成员自动自发和有效地自我创造，把自己的画呈现出来，并讨论所绘的图画。

以上方法均有助于团体成员的自我开放，对发掘演出的主题和产生主角都是非常有用的。如果在暖身的过程中主角有阻抗作用，而且焦虑越来越明显的话，导演就应该改变演出计划，通过一些较不会引起主角情绪低落的方法，如想象式的减敏感法和放松疗法，使主角的情绪轻松。然后再用一些暖身技巧培养主角的情绪，这些技巧如布袋戏、熄灯法、转背法、梦境演出以及催眠剧等。

案例：沙包热身游戏

该小组成员特征：长期精神健康问题困扰

热身开始：小组成员在场地中愉快地玩着丢沙包的游戏，导演要求一边掷沙包一边喊出对方的名字。

游戏活动的目的是建立身份认同，后来成为该小组例行的重要开场活动。在小组共同进行了几周的治疗之后，成员仍要求玩这个"叫名字"游戏，该游戏对小组已具有了仪式性角色、让参与者得到安全感。

热身之所以有引入的作用，是因为它为整个疗程主题的确定做足了铺垫。例如，拔河比赛，不论个人还是团体赛都应达到热身目的，同时为"冲突"这一主题营造氛围。在开始进入疗程时，让小组和个人做好准备是至关重要的，热身旨在唤醒或激发小组的活力以保证其能进入疗程，因此热身一般应在介绍特定的主题之前进行。热身也可以用来帮助团体成员为接下来的表演做好准备，也可以是戏剧疗法计划的一部分。也就是说，戏剧治疗师可能在心中已经想好了一个主题，然后再选取一个或多个合适的热身活动为进入该主题做准备，或者自然地过渡到另一个戏剧活动。例如，玩足球会唤起人们对校园暴力的记忆，从而进入这一主题的即兴表演。治疗师会意识到这些潜在信息，合适的情况下会跟着小组的活动进行，并鼓励其进一步发展。

（四）暖身的核心：建立治疗关系

暖身的目的就是在导演和主角之间，以及导演和团体成员之间建立良好的治疗关系，使团体成员感受到身处一个宽容和支持的环境中。卡尔·罗杰斯认为，治疗关系的作用主要在于它促进来访者的自我探索，进而提升来访者的内外一致性，即来访者对感受与体验及其在意识中的表征表达的一致程度。❹卡尔·罗杰斯认为治疗关系是有效心理治疗的充要条件，除了提升来访者的内外一致性，还可以降低其内在防御机制的强度，尤其是对过去创伤经验的防御，使之能够被表达出来。莫雷诺也认为，所有行动技术的关键就在于暖身过程。该过程是导演与主角建立治疗关系的开端，良好的治疗关系能在整个戏剧治疗过程中减少主角的退缩，降低主角对过去创伤经验的防卫性，促进主角的自我探索，更容易在团体中分享他的某些回忆和挣扎，在演出阶段将问题情境呈现出来。

通过热身活动，团体成员在身心状态、情绪状态、协作意愿、注意力焦点、对导演的服从与合作等各方面都为接下来的演出活动做好充分准备。

需要说明的是，暖身是戏剧治疗开始前的预备启动阶段，是良好治疗关系的开端与基础，但并不意味着它只用在演出开始之前。在戏剧治疗过程中，一方面，随着主题的深入，导演始终需要运用一些技术方法，让主角不断被暖身；另一方面，团体成员的各种角色流转之际、不同主题切入等时刻团体与其中的不同角色仍然随时需要被暖身。也就是说，服务于建立良好治疗关系之目的，暖身活动是贯穿在治疗全过程的。

戏剧疗法有大量的热身技巧可以选择，有经验的治疗师会综合评判团体成员状况，根据时间、地点等具体条件选择合适的热身活动。下面列举几项活动：

【想象热身活动】

（1）所有组员围坐一圈传递一块布或一条丝巾。每个人拿到这块布或丝巾的时候，须向其他组员介绍或者展示它在他的想象中变成了什么，如它可以变成一顶帽子、一张桌布、狮子的尾巴，甚至可以是大象的鼻子；

（2）邀请所有组员在脑海里想象一朵花，游戏开始，第一位组员开始给自己的花命名，接着第二位组员须先重复前者的花名，然后再给自己的花命名，第三名须重复前两者的花名，再给自己的花取名，以此类推。到最后一位的时候，他得记忆一长串名字；

（3）每位组员针对当天的主题发言，如当天的主题是"感官"，大家都可以说出自己想再次感受的某种气味或者图像。

---

❹ 江光荣. 心理治疗关系之作用机制研究述评［J］. 心理科学进展，2003（05）.

【情感热身活动】

如标题所示，有许多热身技巧用以帮助参加者体验自己的感情变化，也可以鼓励他们注意某个情感反应。这类热身活动可以增加参加者的情绪类型，并且情感热身还可用以发掘组员对某些事情或记忆的特殊情感。活动包括让组员：

（1）给曾经惹你生气的人写一封假想的信，以达到自省和激发与当日主题相关感觉的目的。

（2）想一想你会对一个久未谋面的人说些什么？

（3）成为一本书或者一部戏里的一个角色，并仔细思考该角色的经历，他在剧中扮演的部分，以及和其他角色的关系。在这个角色的个性中可以看到多少自己的影子？

利用其他组员来制作一幅画，可以模仿真正存在的画作或照片，也可以完全是凭空想象出来的。然后，创作这幅画的人会问大家，画中的人物有没有让他们想到谁？如果有想到一个人，那么你想对他说什么？

（4）想象自己在炎炎夏日的树荫下躺着，你最希望谁现在和你一起？为什么？

（5）想一个剧中或书中他们最想扮演的角色？那个角色为什么吸引他？

二、主角的产生及主题确定

（一）主角的选择

戏剧治疗中的主角由团体成员中选出，一般会出现以下三种情况：

1. 个人意愿

成员带着明确的个人问题进入团体，有想在戏剧治疗团体中解决问题的强烈动机，一入场就准备好了要作为来访者，成为主角。但多数情况下会出现复数以上的来访者，此时导演需要让每人简单说明自己的问题，由团体投票决定谁是此次演出的主角，且所选主角的心理问题便会成为该场戏剧治疗的主题。

2. 团体选择

主角在团体的暖身过程中自然产生。这种情形多是团体成员经由自我介绍、自由讨论，产生了一个所有成员都感兴趣的议题，导演引导团体对其背后的意义关联进行讨论，继而根据团体成员与该主题的切合度选出此次演出的主角。

3. 导演选择

导演也可以单纯地等待，直到有团体成员自愿出来当主角。当遇到较为被动的团体时，就需要导演与团体成员进行充分的交流沟通，去主动发现有意愿成为主角的成员。此外，导演也可以通过前期对团体情况的掌控，准备好与团体特征相关的故事或事件，与团体成员一起探讨，去发现愿意成为主角的成员。要注意的是，来访者的个人意愿是非常重要的，故导演带领团体，进行暖身活动来调动和刺激团体成员担任主角的意愿也是题中应有之义。

（二）主题确定的方法

团体主题的产生有许多方法可用，其宗旨是通过将主角与团体带入更有情绪或更实际的生活情境，明确个人心向，澄清焦点问题，并聚焦描述出来。以下仅举两例。

1. 辅椅技术

这是一种在暖身环节呈现和确定主题的技巧，在演出阶段中也可以使用。导演把一张空椅子放在主角的面前说："一个人就坐在这把椅子上，这个人与你有着密切的关系，看他在做些什么？在想些什么？"一般在团体中成员都可以清楚地"看见"空椅子上的"那个人"。导演可以让主角扮演自己"所看见的人"并让他坐在空椅子上，或让他对"所看见的人"讲话。一般来说，主角在演出中与某一个人之间有困惑时，采用辅椅方法能较好地产生交互作用，而后产生更进一步的演出主题。

2. 动作社会图

在这个技巧中，主角呈现出他人际关系的人物——即社会原子，在图中常详细而具体地描述各个人物的特质。导演会让这些人物在舞台上呈现出来。一般主角所表达出的这些人物是与他有密切关系的人（往往是主角的家人）。团体成员成为辅角来扮演主角所描述的人物，以演出他们的特质来。主角可以在导演的帮助下，把这些"人物"按照有意义的关系安排在各自的位置，主角也要了解这些"人物"常说的话。最后，辅角们按照主角安排的位置摆姿势，并把所扮演人物常说的一句话挂在嘴边。这样演出才会更生动。这时主角站在一边，仔细观察或进入情景，与他们一起进行互动活动。

通过情景设置及常用语提炼，主角可以以更高的卷入程度切近个人生活状态，屏蔽环境噪音，聚焦内心问题焦点，在导演和团体的帮助下澄清个人需要探讨和解决的问题，得到所在团体成员同意后，确定为团体主题。

三、演出

（一）问题的叙事性呈现

当主角产生之后，导演将他带到舞台上，可以继续帮他暖身并鼓励他讲述困扰他的问题。在暖身过程中，要鼓励主角慢慢往舞台中央位置移动。导演在聆听和陪伴主角探索问题的同时，要注意发掘可以深入的事件，如要求他说出明确的地点、人物或者时间。当主角开始描述某个情境时，导演需要鼓励主角将这个情境在舞台上用行动表演出来。随着主角的讲述，导演需要清晰地了解困扰主角的问题情境，并且把问题很具体地展现在团体面前。场景准备就绪后，导演一般会带着主角在舞台上走一圈，使主角感受到舞台上"此时此地"的情境，并引导主角想象现在看见的是当时所发生的事件。

（二）探索未表达出的情绪

在莫雷诺的第一批学生中，法国的戏剧治疗导演秀森葆在用戏剧治疗癌症病人时发现，来访者无法平静和放松是因为存在蔡格尼克记忆效应。蔡格尼克记忆效应是指，人们受到未完成事件和已完成事件的影响不同，未完成事件（或因受干扰而无法完成的事件）会保留在记忆中，持续在心智中运作而影响现在的生活，已完成事件则会在目前的生活中被忘记。戏剧治疗可以帮助个体探究个人的经验、问题、痛苦和创伤，同时关注个人故事背后真正未化解的情绪，这些情绪可能是来源于家庭秘密、家族创伤或者战后创伤。连接到未完成的事有助于他们开始致力于自己的健康问题，并且改善他们的健康，甚至可以帮助他们完全好起来。❺

在戏剧治疗中，主角还可以将他想象以及不可能发生的事情表演出来，从而呈现出主角的希望、恐惧以及悔恨等情绪，并帮助主角梳理情绪背后更深层的原因，了解情绪的症结所在。为了帮助主角觉察自己内心的感受，导演可以抓住主角在沟通时的非口语表现，并将它清晰地表现给主角，如低着头、双拳紧握、双脚勾在椅子下面等。

（三）带入辅角

在大多数情况下，导演会邀请主角从团体成员中挑选出他心目中的辅角，或者是由受过训练的工作人员或助理治疗师演出，还有一种情况，导演请团体成员自愿演出某个特定角色。在演出刚开始时，导演要让主角示范出辅角的情绪、行为、语音语调以及其他细节，讲出辅角要说的话。辅角被挑选出之后，就要尽快进入角色开始演出，辅角也可以有一个替身帮助自己暖身，如果不适应，最好重新指派另一个团体成员演出。辅角对于自己演出的部分可以有自己的处理，但要尽可能遵循主角一开始的示范，如果主角提出不同意见，辅角要根据新的要求及时调整。有时候，辅角在舞台上不需要说话，只是站在舞台上就可以给主角支持，或者在导演的要求下抱着主角或坐在身后。当舞台上的情景不再需要辅角时，就应该让辅角回到团体中。在演出后，辅角不仅要对主角的状态分享个人感受，还要分享自己在扮演辅角时候的体验。

（四）探索核心冲突

最初主角呈现出的问题并不是关键，主角处理问题的方式在早年经历中早已存在。常常在演出开始阶段，主角会解释和描述当前的环境细节，问题的核心、真正的矛盾冲突仍旧无法显现。

在戏剧治疗团体中，可以用具体化技术或雕塑技术呈现主角的问题情境，并让他在场景之外观察，如此一来，创伤事件就可以获得认知上的处

---

❺　Simonton，C. O.，Simonton，M. S. and Creighton，J.（1978）Getting Well Again. LA：Tolcher.

理和情感上的同化。主角必须先呈现出困扰他的真实情境，在戏剧治疗中体验到他被接纳和倾听，在安全的环境中主角才可以自发地去探索处理问题的新方式。把过去创伤的经历转化为象征式的呈现，以达到控制内在害怕以及将创伤记忆去身体化的目标。

（五）超越现实和角色互换

莫雷诺认为想象的世界是可以被呈现的，人们假想出的事件值得被确认，他将这个存在的层面命名为超越现实。莫雷诺称戏剧治疗为"真实剧场"，因为对主角而言，最重要的"真实"就是所有存在他内心世界的事实，以及对"事实"的态度。❻人们可以借由戏剧治疗的舞台，把困扰自己的想法转化成戏剧治疗中具体的演出，这就使得戏剧治疗不仅仅探讨过去发生的某些事件，而是可以探讨发生于未来的事件，甚至是现实生活中永远不可能发生的事件。许多超越现实的场景可以在戏剧表演中具体化，让主角把自己的合理化、不合理认知、投射的态度等呈现在舞台上，帮助人们进一步发现并探索自己的想法和情绪。有时，导演也会利用主角的想象力，来探索主角内心深处的感悟。瑞典戏剧治疗导演 Leif Dag Blomkvist 指出，在超越现实上演的场景是"代表自己的某个东西，并不会有任何隐藏，个体投入这些新的、不熟悉的经验，并认识忍受紧张，这些比解释和诠释更来得重要。"

在戏剧治疗中导演会让主角与另一个角色互相交换，可以帮助主角从自己的角色中抽离出来，进而体验角色的感受和想法。人们不仅扮演不同角色，并且在过程中可以带出一定程度的自我反省。更进一步，这个观察过程的本身即为一种可培养的管理后设角色。❼角色互换技巧可以帮助人们觉察各种关系的存在与本质，以及自我的其他部分。当主角熟悉更多的角色后，面对当前情境的行为增加更多选择，提升个体的同理心。通过扮演不同的角色，主角会获得在不同情境中的掌控感，各种角色的行为更容易在现实生活中被应用。

---

❻ 石红 著. 戏剧治疗与心理情景剧实务手册［M］. 北京：北京师范大学出版社，2006：61.

❼ Adam Blatner 著，胡家琪等译. 心灵的演出——戏剧治疗方法的实际应用［M］. 台北：学富文化事业有限公司，2002：196.

四、整合：分享与结束

在暖身和演出阶段之后，戏剧治疗演出进入第三个阶段，即整合阶段。整合的阶段就是团体结束的时间，也是戏剧治疗工作最重要的阶段，主角在暖身及演出阶段引出的情绪宣泄，以及伴随演出个人感知到的先前忽略、误解或压抑的困扰个体发展的感觉，仅仅宣泄和觉察而不通过整合是无法疗愈的。在整合过程中，主角需要建立起个人可以解决问题的希望，感受到团体的支持，以及发展出对于现实生活的支配感。

（一）行为演练

行为演练可以帮助主角在安全的环境中试验各种新的行为。在行为演练中，主角在导演、辅角与观众的陪伴和支持下，在演出情境中尝试新的行为，并且获得关于新行为的回馈意见，主角也可以反复尝试不同的行为直到找出自己满意的问题解决方法。导演可以在行为演练中，通过暗示主角有创造力，使主角主动尝试各种新的行为，激发主角的潜力。

在戏剧治疗演出中，行为演练需要在主角充分的倾诉和演出以及了解过他情绪的深层意义之后，当主角拥有一个新的想法或者变通的行为做法后，可以进行行为演练。在安全的环境中尝试新的行为，可以帮助主角进行个人化的自我成长，探索发现适合他自己气质的行为方式。

（二）分享

当主角完成了演出，导演与主角一起坐下来，全部成员围成圆圈坐在一起开始分享互动。分享阶段开始时，导演应该向成员解释分享，主角通过演出可以自省也进行了新的尝试，其他成员可以分享过程中触动自己的部分或与情境相关的经验，在分享时应注意不分析、不建议、不发问。主角需要团体成员的反馈和分享，但是批评或分析会使主角受到伤害，导演的重要使命是保护主角不受伤害。当团体成员倾向于表达意见而不是分享时，导演都需要及时打断，并重申分享的内容，分享应该围绕演出时所体验到的感受、感受到的情绪以及真实生活中的感觉。

（三）结束

从分享的时刻开始就进入了团体结束的阶段，通常分享后会有一段讨论，进一步缓解团体的紧张有压力的状态，当团体意识到在剧中体会到的都是人类情感的共同联结时，团体成员会慢慢地平静下来。在结束阶段，导演需要考虑下列几个要素：

再进入：在比较安全的团体环境中，团体成员可以自发地表达自己的感受，但回到实际生活中，团体成员如何将在戏剧治疗中所学到的角色经验和新的行为应用到生活中去？

摘要：在以目标导向的团体中，个人的参与受到限制，导演会摘录团体进行了哪些事，并且讨论如何应用，最后记录形成计划的讨论结果。

计划下次演出：在持续中的治疗团体，可以在结束阶段讨论未来的进程，可能是下一次的主角，或者是团体商议下一次的主题。

支持：如果导演认为主角在演出中特别受伤而脆弱，需要一些额外的支持，可以使用特别的技巧来帮助主角建构自我，比如团体的信任技巧、团体成员的齐心呵护。

未竟之事：在结束阶段，导演可以带领大家坐成一圈，表达团体成员之间一些能感受到的但没说出来的感觉。但在持续中的治疗团体，可以放在以后的团体中使用，不需要在每次团体结束后使用。

结束仪式：导演要借着一个仪式让团体成员把心中的难舍之情表达出来，简单地手牵手围圈，或者是一起互道珍重再见。

最后，在分享和结束的阶段中，主角在获得团体成员协助的情况下逐渐回到现实生活中。

仪式是由一套行为组成的重复模式，是指一种可以表达价值和意义，又可以储存人类生存经验的系列活动。凯勒曼认为，整个戏剧治疗的过程都可以被视为一种仪式（Kellerman，1992）。在戏剧治疗过程中，仪式可以帮助在一个安全的架构中适应新环境，以及有助于人们平稳渡过生活中的动荡时期。在戏剧治疗中，角色扮演引发的共情和宣泄，行为演练的机会增加来访者新的处理问题方式，镜观技术带来的觉察与反思等，戏剧治疗可以被视为仪式治疗。

第四章　戏剧治疗的理论基础

戏剧治疗的理论资源主要包括三个方面：一是心理学、哲学、心理治疗、精神病学等领域的相关理论和研究，它们为戏剧治疗师提供了基本的世界观、治疗观和知识体系，是戏剧治疗的理论基础；二是治疗师的戏剧创作经历和体验，以及洞察创作过程和作品内部精神世界的能力；三是治疗师的临床治疗工作，这是心理治疗理论和技术诞生和成长的沃土。如其他各类艺术心理治疗的方法一样，戏剧疗法并不以任何一种特定的心理理论为基础，而是将自己的治疗观和技术逻辑深置于已有的哲学、心理学理论之中，从广阔的理论背景中汲取营养，支持并不断形成自身更为专业、更为清晰的理论框架和技术逻辑。在实践中，戏剧治疗师可能受到任何一种或多种理论的交替影响。本章内容着重分析现代心理学中人本主义、精神分析、行为主义三大理论流派对戏剧治疗理论建构的贡献，尝试梳理、论证戏剧治疗在各大理论流派影响下形成的相关概念内涵与基本理论观点，以期对戏剧治疗的理论架构进行基本观照。

第一节　人本主义心理学视野下的戏剧治疗

在现代心理学三大理论流派中，人本主义心理学对戏剧治疗的基本实践影响最为明显也最为重大，它为戏剧治疗提供了一个基本的人性观立场。透过戏剧治疗的技术方法，人本主义心理学对于人的本质的理论观点，在戏剧治疗实践中得到充分验证。也可以说，戏剧治疗在舞台上为人本主义心理学提供了现实的实践检验场地。

一、人本主义心理学的人性观

人本主义心理学诞生于 20 世纪 50 年代，它超越当时占据主导地位的精神分析和行为主义心理学派，成为现代心理学发展路上的另一选择。人本主义心理学被称为心理学发展的"第三势力"，目标在于强调人类的全部潜能，即人类具有创造、艺术、精神、自我实现和转化的能力。在基本的人性观层面，人本主义心理学并没有绝对、确定的答案，而是融汇性的包含了许多其他心理学理论的主要观点，在涵容性而不是排他性的运思路径中确立和形成理论立场，提出基本理论观点。马斯洛是人本主义心理学的主要创始人之一，也是弗洛伊德学者、行为主义者和存在主义者。他曾经表明看见自己正在发展一种"超越的心理学"。

人本主义心理学思想根植于欧洲的存在主义和现象学哲学，罗洛·梅、胡塞尔等人是该学派的重要的代表人物。存在主义和现象学对人和现实生活的理论视角为人本主义的心理学提供了方法论。存在——人本主义取向的艺术治疗并不将目光局限在当事人的"无能"或当事人所不知道的事情上，而是强调当事人的自我觉知、自我负责和自我抉择。治疗师以陪伴者的身份陪同当事人用艺术过程寻求生活的意义和自我的意义而不是分析师或训练者。

罗宾提出人的任务不只是适应环境，还要在独特的个人生活中发现自己，强调个体有自我指导的能力和先天的成长冲动。人本主义艺术治疗并不主张改变当事人的痛苦和脆弱状态，而是强调帮助当事人接受这些阴暗面。治疗师尊重当事人的价值和尊严，接纳当事人的思想，相信当事人的创造潜力，建立有利于当事人自我成长的环境。通过艺术心理治疗让当事人认识和接纳自我，成功进行人格整合。主要用于解决正常人的心理困扰，能够改善其人格适应，促进其潜能发挥及身心成长。

人本主义立场下的心理治疗观尊重来访者的主观体验，信任来访者的能力，重视个体自我完善的内在欲求以及由此产生的巨大力量，并且肯定个体的自由和选择。不同的是，存在主义假定我们在现实面前面临这样一种焦虑，即必须做出选择，从而在一个缺乏意义的世界中创造一个"永远不安全的身份"，人本主义却认为"我们内在就有能够将事情实现的天性和潜能，由此我们能够寻找到意义"。这种趋于自我实现，也就是说，朝向成长和健康方向的发展趋势，成为人本主义心理学的基础。

二、人本主义心理学的戏剧治疗观

个体心理学的创始人——阿尔弗雷德·阿德勒（Alfred Adler）首先引进了"创造性自我"的概念。他提出人类的整合观点，相信人们通过努力，能够进行自我实现并有能力做出相应改变，在这一意义上，阿德勒被看作是人本主义心理学的先驱。他认为，"人类灵魂的生命，不是一种固定存在，而是一直在蜕变和成长。"作为戏剧治疗的创始人，雅各布·莫雷诺同时也是人本主义心理学思想的先驱。早在20世纪20年代，莫雷诺将"创造性的重要性"概念带入精神病学的视野中，也提及自发的现象是个人自由和责任感的关键。莫雷诺相信"人类的本质特性是进行自发性和创造性行动的无限能力"。

人本主义心理学家强调对每个人既实事求是地看待，也看到他的潜能。正如欧洲的存在主义哲学所论述的，在存在的现状和发展的可能性之间有一道空隙。人本主义心理学家关注的是人类能够在何种程度上实现他们的潜能，从而实现更完满的自我。他们一方面承认个人历史的影响，同时也相信人们有能力积极塑造自己的生命。马斯洛（Maslow）曾写到"我们既发现和揭露自我，也决定我们将要成为何人"。戏剧的扮演能在人类的局限和抱负之间、在我们是谁和我们希望成为谁之间搭建桥梁，提供有效的沟通路径，这是人本主义心理学和戏剧治疗的首要关系。戏剧性的扮演是一种介于中间的状态，介于幻想和现实之间。这种模式是虚构的，然而参与其中的人所获得的体验却非常真实。虚构的模式使人们能够去做在现实中无法完成的事情，如表达恐惧的情感、改变行为模式，抑或展示新的特质。一旦体验了这种经历，即使它是虚构的，这种新的体验也能成为个体真实生活的一部分。戏剧治疗中的扮演是全维度开放性的，它不仅由个体当下的自我和过去的自我组成，也包含未来的自我。戏剧治疗吸取了人类影响个人行为和修改个人生命剧本的能力——这是人本主义哲学的信条。

马斯洛（Maslow）、罗杰斯（Rogere）、彪勒（Buhler）、梅（May）、

莫斯提卡（Moustakas）以及其他人本主义心理学家都将他们的理论主张建立于健康模型、而非病理学模型上，他们认为人类本性是善良和健康的。马斯洛认为，疾病乃因匮乏所致，是由于基本需求没有得到满足而引起的。在团体治疗中，一个人早期生命中没有被满足的需求应该得到处理。在一个正视并尊重个人需求的团体氛围中，来访者能够经历安全和接纳，得到充分的尊重与支持，从而获得归属感和亲密感。个体通过和团体中许多的他者互动，而不仅仅与治疗师一个人接触，能够加强这种体验，以弥补早期生命没有被满足的需求，完满和丰富自己的人生感受。

三、开启内在资源，唤醒成长的力量

（一）向内寻找支持营养自己的力量

在戏剧治疗团体中，最初的焦点是在一个安全和滋养的环境中的人际互动。一旦来访者收到并将这种滋养吸收，并为他人也提供同等的滋养，他就开始探索将这份滋养给予自己。在后期阶段，许多戏剧性的扮演都反映了来访者心灵内部的过程，这当中来访者扮演自己性格的多个面向，扮演与他人打交道的角色，承担起一个"更高的自我"的角色，或者简单地即兴表演一个独处的场景。心理健康关乎能否得到他人的支持，以及给予他人支持。我们必须能够开启内在的资源，向内找寻安慰和力量并最终依靠我们自己。

（二）建立成长的安全基地

马斯洛描述了两种内在的力量：对未知的恐惧（导致了对熟悉事物的依赖）和对成长和变化的渴望。成长的渴望只能从安全感中诞生，就像心理健康的婴儿会因父母的在场感到安心而进行冒险性探索，而在其他情形下不会。个体只有在拥有一个安全的基地来运作，并且时刻都能够退回这个安全基地时，才敢于向前迈进。如果没有这个安全基地，成长的渴望就受到阻塞。

在治疗过程中，可以首先为来访者创造一个安全的场所（包括客观的物理空间与主观的心理空间），这种安全自适的氛围多数情况下是来访者此前从未体验过的。当治疗以渐进、有节奏的方式展开的时候，来访者的恐惧就会减轻，相应的对成长的渴望则会得到加强。每一步都为下一步铺平道路，让来访者有一种期待且准备就绪的感觉。

（三）始终看到成长的"信号灯"

人本主义心理学家认为，如果正确的元素都出现，无论是现实的童年经历还是在疗愈的情境中，个体的生命需求得到了较为充分的满足，成长的冲动就会显露出来。经由此径，个体更有可能进入到"自我实现"的状态中。"自我实现"的概念或被罗杰斯称为"机能完善"的人（Rogers），都是近乎"创造性"的近义词。马斯洛认为"创造性"暗指了具有自发、游戏、表达、活在当下以及和个人的童趣相联结的能力。罗杰斯将创造的动机与自我实现的驱动力等同，梅（May）曾在书中写道，创造性过程代表了"最高程度的情感健康……是正常人在自我实现的行动中的表达"。

戏剧治疗过程中经常唤起的特性与那些有创造力、自我实现的个人常被描述的品质类似。一个人的自发性、游戏性、表达能力、足智多谋、想象力、幽默感、同理心及童心都被带了出来。这些品质不仅符合马斯洛的描述，也与"内在小孩""真实自我"（realself）（Horney）以及"真我"（trueself）（Winnicott·Miller）的描述相符。依照人本主义心理学观点，一个人健康的部分在戏剧治疗中总能够得到见证、强调和发展。心理治疗工作人员曾经只从病理学的角度看待来访者，所以当他们看到严重紊乱的来访者在这种治疗情境下所展示的力量时，会感到十分震惊。所有的来访者，包括那些受到严重创伤的人，仍有一盏健康的信号灯在闪亮，治疗师的目标是让病人看到这盏灯，不管它的光芒有多微弱。

第二节　精神分析理论视野中的戏剧治疗观

精神分析理论是早期艺术治疗思想的直接理论基础，对艺术心理治疗的诞生与奠基具有举足轻重的意义。弗洛伊德、荣格、纳姆博格、米尔纳和克莱默等是精神分析取向艺术心理治疗的拓荒者。

一、经典精神分析理论的疾病观与治疗观

（一）弗洛伊德开拓意象探索之路

精神分析理论诞生于弗洛伊德的临床治疗工作中，疾病意识和治疗观念是其本源性的理论品格。作为精神科医生，弗洛伊德很早就意识到，和病人进行的许多重要交流都围绕着一种视觉意象展开。比如，他在按压技术中使用的指导语："我把手放在病人的额头或者双手捧着他的头部说：'在我用手按压的时候你就开始想，当我的手放松的时候你的脑海中会出现一些图像。跟随这些图像，那就是我们要寻找的东西……'"；在自由联想技术中，他说："你好像是一位旅客，坐在一辆行驶的火车的窗边，你正在对车厢里的旅伴介绍外面的景色。"他意识到病人的描述："就像在读一幅长长的连环画。"他也意识到思考过程可能会通过转化成视觉残余（visual residues）的形式进入意识，而且认为这是多数人常用的方式。在《一个神经质儿童的故事》（又名《狼人》）的案例中，弗洛伊德记载了狼人用绘画的方式表达他的梦。在小汉斯的案例中则详细记录了汉斯和他父亲使用图画进行交流的片段。弗洛伊德没有对这种方法进行更深入的探索和挖掘，也没有资料显示他主动使用绘画技术；他把方向转移到了对视觉意象来源的探索上。在他之后的分析师则利用了他的理论和这种新的工具来发展艺术治疗。

经典精神分析理论注重性能量的转移或者升华，艺术创作具有和做梦以及白日梦相同的心理机制。"艺术家的创造物——艺术恰如梦一般，是无意识愿望在想象中的满足；艺术作品像热作品一样，具有调和的性质，因为它们同样不得不避免与压抑的情绪发生任何公开的冲突。不过，艺术作品又不像梦中那些以自我为中心的自恋性的产物，因为艺术作品旨在引起他人的共鸣，唤起并满足他人相同的无意识的愿望冲动"。能够躲避自我的看守而使欲望得到暂时的满足，这是艺术、梦和白日梦共同的魅力和价值所在。不论是在儿童游戏还是在艺术创作中，力比多是以动力性意象的形式出现的，正是这种意象的显现或者在意象驱动下表现出来的身体行为释放了改头换面的性能量。通过幻想，人和现实生活或者来自自我的现

实原则暂时分开，惬意地安居在自己幼稚的愿望满足之中，未满足的愿望是幻想背后的驱动力；每一种幻想都包含着一种愿望的满足和对一种不满意的现实的改造。这样，弗洛伊德再次从对艺术创作的分析上证明了无意识内驱力的重要性。

通过这些细致入微的精彩分析，弗洛伊德给后来的艺术治疗家提供了灵感：比如，恩斯特·克里斯（Ernst Kris），一位弗洛伊德学派的精神分析师和艺术史学家，对精神病人的雕塑作品进行了研究。从研究中，他得出了一个重要的结论：艺术和梦不同，是"有目的而且可以控制的"，艺术创作能够在一幅作品中容纳原始疯狂的幻想，同时也达到了完成任务的现实需要，当然还要恰当地运用一定的表现技巧，因此，创造过程是"在自我帮助下的退行"。他吸收了弗洛伊德的基本观点，认为艺术创作是心理能量转移的过程，但是这种转移不是简单的退行，而是在自我的控制下进行的。自我是创造性过程中的积极调节者，既控制了退行，也控制了初级过程。

初级过程和次级过程是弗洛伊德早期提出的两个概念，分别指人类心灵运作的两种不同方式。初级过程是心理结构起作用的原始方式，可以指儿童在自我还没有成熟时独有的一类思维，也可以指我们所认为的驱动力能量——力比多的或攻击的——在本我或不成熟的自我中移动或释放的方式。次级过程是在生命的第一年中逐渐发展起来的，以相对成熟的自我的活动为特征。延迟释放的能力是次级过程的一个基本特性。这种延迟满足的能力，在初级与次级过程之间只有量的差异，没有质的差异。次级过程的另一个特性是，投注更紧密地与投注释放的某个特定目标或方法维系在一起。在退行和控制之间，心理功能实现了不同层面的转化。当这两种力量配合良好的时候，伟大的艺术就可能产生。如果控制力过强，就会限制作者的艺术兴趣和创作冲动；如果退行的力量过强，有所控制和有所选择的艺术活动也不可能发生。这种解释能够帮助我们理解艺术家和精神病患者之间的不解之缘：艺术创作既可以成为一种自我解体，也可以是自我发展。克里斯认为，之所以精神病患者会爆发出创造的魔力，是因为他们试图通过艺术创作让自己回归到与现实的接触中。当精神碎裂成残片的时候，艺术就是一种在疯狂中保持的回归愿望。

（二）荣格提出象征具有治疗性

和弗洛伊德相比，荣格同样认为幻象本身承载了无意识的信息，并且认为这种幻象是一种不同于外在实在的心灵实在，对患者具有绝对的意义和激发力。因此他更加重视心灵的非语言表达方式，也更加强调意象的自主性。

当意象降临的时候，弗洛伊德会认为病人之所以"说不出来"可能是由于自我防御机制产生了阻抗，荣格则认为这本来就是象征性意象的特点。集体无意识和原型在人出生之前就被给定了，面对如此丰富深邃的图画，语言无能为力。荣格不但使用科学的方法来探究象征的含义，而且运用神秘的思维模式从多个侧面考察象征性意条的含义。但是他认为对象征性意象的最好解释就是这意象本身。

荣格的象征概念具有以下几个特点：（1）象征来自集体无意识。荣格最为关注的是来自集体无意识的象征，这些象征能够以类似的色彩和意象在不同文化、不同境遇和不同年龄的患者的图画中重复出现，也就是显现为原型。意象就是这些原型的重要表现形式之一。（2）象征带有强大的力量，这些力量超越语言，会给人带来情感震撼。象征不同于符号，符号是一种意象，指向过去某件特定的可以探索的事件或幻想，相当于经典精神分析所说的被压抑的材料。当意象带有强烈的感情色彩的时候，它就是象征性的，这时候的意象虽然可见，但是难以用语言进行描述。心理治疗就是要通过象征的超越作用重新建立意识和意象。象征还有着特殊的内涵，它意味着某些对我们而言模糊、未知和被遮蔽的东西。（3）象征具有治疗性。荣格提出来自集体无意识的象征带有巨大的治疗潜力和创造性潜力，这些力量的到来，为的是完成精神平衡和自性化的任务。在艺术治疗中，象征通过艺术创作向外表现自己，因此，创作过程本身具有心灵整合的重要作用。

二、客体关系理论的艺术治疗观

（一）艺术活动完成心灵的次级功能

马里恩·米尔纳❽（Marion Milner）成功地扩展了精神分析的范围，把

---

❽　Marion Milner：20世纪英国艺术治疗师，在伦敦大学学习生理学和心理学，毕业后接受荣格学派和弗洛伊德学派的精神分析训练，与温尼科特等交往密切。她关于艺术作品的分析和艺术治疗的理论在当时受到重视。

它运用到艺术治疗中，开辟了一条身心灵整合的道路，把精神分析、艺术治疗和创造性的表现联系在一起。米尔纳重视内部现实与外部现实的交互作用，认为创造性存在于双方的关系之中。艺术的基本功能，主要是通过创造性过程所固有的意识思维和无意识的相互作用，使心灵获得一种新的感知能力，并且运用这种能力创造出从未见过的新颖事物。艺术创作让作者在不同的张力之间过渡、转换，从而在这些状态之间搭建起一座桥梁，连接起内部和外部世界，在体验中达到连贯和一致。

在米尔纳看来，框架存在于所有人类活动之中，如戏剧以舞台为空间框架，以开幕和闭幕为时间框架；梦以睡眠为时空框架，这些在特定的时间和空间中发生的事情或行动，提醒人们对其进行象征性的处理和理解。在艺术活动中，作者创造出他自己的框架，用自己的创造和想象填满它。正如精神分析所强调的移情作用，鼓励患者将情感投射到一个具有确定框架的替代性客体上，这个客体就成了心灵的桥梁，能够让作者从原始自恋成长到对他人的成熟的情感依恋。

米尔纳在她的著作中强调了身心交互作用的重要性。她沿用了戈登（Gordon）的观点，将身体分为物质的和想象的两种。物质的身体是稳定的、空间性的，容易服从于限制和约束想象的；身体则是灵动的、不受限制的，富于情感、自主性和创造力。在一般状态中，人们认同于物质身体；而想象的身体受到压抑，蜷缩在物质身体之中，就像是"深藏于洞中的蜘蛛"。下意识艺术活动能够扩展人的注意力，把想象的身体解放出来，使得整个身心投入其中，引发了精神和生理的自主调节能力。在早期的母婴关系中，想象的身体围绕着爱欲对象展开，展开的方式是不断的处理分离和缺失。在下意识艺术活动中，想象的身体再次扩展开来，包括了物质身体、媒材以及作品，赋予它们生命力和表现性。这种扩展是具有直觉性的，通过艺术活动的解试和直觉，作者恢复或重新创造了早年的欲望对象和内部的创伤。

与早期客体关系学派的观点不同，米尔纳看到了一个重要的问题：在成人的心理生活中，心灵不仅只是复制婴儿时的关系和情感，而且是以原来的心理结构为基础，借助来自艺术的力量进行新的创作。主客二分法是人们长大后逐渐学会的知识分类法。传统的学校教育抛弃了不易标准化的精神领域，片面训练和强调容易条理化的理性和逻辑能力，强调将主体和客体分开，最终造就了我们对半个世界的片面认识。更加不幸的是，与感性隔绝的理性逻辑对心灵整体进行割裂的抽象，除去了其中的个人性成分。遗漏了蕴涵在精神领域中的想象性和创造性，人必然变得支离破碎。这样的教育不会让人幸福，反而会把人变得自负而僵化。事实上，直觉性意象能够更快、更长久、更准确、更丰富地描述事物，它不仅可以促进逻辑理解，而且还贯穿了个人经验，连接起过去、现在、未来和永恒。这是一种比任何逻辑方法都深刻的直觉知识，是确信感和意义的一个可靠的来源。

（二）克莱默的"创造性艺术治疗"

克莱默提出了艺术治疗的创造性，她把自己的治疗方式称为"创造性艺术治疗"。她反对艺术治疗师完全照搬精神分析的技术和治疗模式，认为这样做埋没了艺术创作的治疗效果。为了和精神分析师进行区分，她认为应当澄清艺术治疗师在心理治疗中的角色和地位。她对艺术治疗和精神分析、心理治疗中的艺术表达方法进行了区分，认为这三者不能完全等同。虽然艺术治疗和所有形式的心理治疗的目的是一样的，都致力改善人的心理状态和结构，修复过去的创伤，整合意识与无意识，但是它们所采用的途径则完全不同。艺术治疗要求治疗师具有高超的艺术水平和对艺术作品心理表达方面的敏感性，艺术治疗师要用第三只眼睛关注线条、颜色和图画形式的心理意义。这正如心理治疗师要具备高超的谈话技巧和听觉敏感力一样。在所有和艺术以及艺术媒材有关的领域中，艺术治疗师的技巧都要超过一般的心理治疗师，后者只是偶尔使用艺术媒材，前者在治疗过程中则很少使用语言交流。相反，即使艺术治疗师具有非常睿智的语言交流能力，也不能和心理治疗师的第三只耳朵的听辨能力以及谈话技术相提并论。

三、精神分析的戏剧治疗观

按照精神分析理论的观点，若要恢复我们的真实、生机和童心，就意味着要修复我们曾受到伤害的 "内在小孩"❾，并解决童年的伤痛议题。对基本需求的不够关注、自恋的伤害和童年早期的精神创伤都会导致心理疾病。再没有比精神分析更能让我们了解个人的历史和伤痛、内在生命的复杂性以及无意识的角色。

戏剧性的模式为象征性地表达压抑的感受提供了工具。一个人内在生活里不能言说、无法被吸纳，甚至无法在意识和口头的层面被容忍的部分，通过戏剧和其他创造性的艺术过程就能够被安全地探索。许多戏剧技术都包括自由联想，其中最有名的是转化。戏剧表演创设的美学空间拉开了与现实生活的距离，出现在舞台上的每一个场景、每一件道具、每一个动作、每一句台词等，因此获得巨大的象征意义。戏剧手段，尤其是戏剧治疗的扮演，涉及逐步加深地去再现重要的场景，为个人的过去和现在建立情感和认知的联结。

戏剧治疗中，精神分析所强调的通过揭示过去而与现在相联结是十分必要的，这和人本主义心理学的概念并不冲突。马斯洛（Maslow, 1968）自己曾谈论过需要进入我们的深处，了解更多的自我——包括首要的历程、记忆、梦境和无意识。他认为 "如果保护我们自己远离内心的地狱，也就阻止了我们通向内在的天堂"。

如此一来，精神分析和精神动力心理治疗（古典精神分析的衍生物）的主要特征就能够和戏剧治疗的人本主义方法相整合。关注的话题包括早期母婴互动与自尊（Kohut），婴儿及童年时期的分离和个性化（Mahler），发展中的社会和环境因素（Horney），虐待儿童的现实和安全重现重要创伤的需求（Miller）。有情感地对过去进行探索、培养洞察力和自我力量，这些都是戏剧治疗长期的必要的组成部分。

在一种信任和接纳的疗愈关系背景下，戏剧治疗师的解读会被有选择地采纳。治疗过程中的移情会被识别和留意，但不会像在精神分析理论中那样被强调。在团体治疗中，团体成员在对待他人时所呈现的多层次反应以及在处理这些相互关系时所学到的，与治疗师的移情关系一样受到同等

---

❾　一种心理疗法，目标在于提升个体自尊与自我价值感、减少自怜自艾、增进自爱与自我抚慰的能力。荣格（Carl Gustav Jung）在《儿童原型心理学》（*The Psychology of the Child Archetype*）中，以《在里面的小孩》（*Child Within*）指称儿童原型；Missildine 在心理治疗领域最早讨论内在小孩概念。

关注（Yalom）。

戏剧治疗的整合框架中很重要的一方面就是共情，这也是卡尔·罗杰斯人本主义以来访者为中心的治疗方法的关键部分（Carl Rogers）。与古典精神分析中典型的中立和治疗距离相反，戏剧治疗师在来访者扮演的生命戏剧中会积极地表达她对来访者和参与者的痛苦的共情反应。当代精神分析师，如海因茨·科胡特（Heinz Kohut）将精神分析和人本主义之间的缝隙相联结，科胡特坚持认为共情、对来访者主观体验的尊重，以及"修正的情感体验"对治疗过程十分关键（Alexander&French；Kahn）。"对于共情的最好定义，"科胡特写道，"……就是一种进入另一个人的内在世界去思考和感受的能力。"（Heinz Kohut）这个定义让人想到罗洛·梅基于人本主义、存在主义传统提出的观点，即治疗师不仅要倾听，而且要从许多不同层面去"体验"与病人的交流（Ford&Urban）。在戏剧治疗的实践中，一旦足够的自我力量形成，足够的支持和信任在团队中发展出来，就会帮助来访者接近和拥抱他们受伤的自我，并让他们自己成为自己的"父母"。

为了支持这个过程，加深和交流治疗师的共情，治疗师有时会扮演来访者的一面，或扮演他的替身，或者甚至扮演（来访者内心的）受伤的小孩的角色。然而，无论是否进行扮演，没有比表演更能让人们真正了解在进入他人世界的同时也维持自己的边界。戏剧治疗师受到的表演培训帮助他能够给予每一位来访者（每一个受伤的内在小孩）所应有的共情。

第三节　行为主义心理学视野中的戏剧治疗

重视行为的心理意义是行为主义心理学最核心的观点。在治疗模式上，行为主义心理学倡导运用结构化的艺术表达和系统化的行为改变策略来逐步达到治疗目标。在治疗过程中进行严格的行为评估，设定治疗目标和计划，运用客观测量工具等。戏剧治疗不仅关乎挖掘原始伤痛和隐藏的力量，同时也关涉内在成长具体、行为的显现。戏剧治疗是行为导向的，目标既包含洞察力和情感的成熟，也包括实践的改变。行为治疗关注如何打破固有的不良模式以及如何获取新的解决技能，这与戏剧治疗的目标十分相似。沟通技能、人际互动、习惯性反应在戏剧治疗环节中都被积极地检视。改变不仅变得可视，而且直接进行了实践。

一、艺术治疗与行为训练

（一）罗斯的现实塑造技术

艾伦·罗斯（Ellen Roth）主要从事儿童辅导工作，面对的主要是具有情感困扰和心理发展迟滞的儿童。她采用行为主义的理论和心理治疗技术。在治疗中艺术治疗师承担教师的角色，采用教导方式帮助当事人改善症状行为。她认为，不当行为是通过学习建立起来的，也可以通过学习来改正。治疗所针对的不是当事人，而是被确定的问题行为，这些行为类似于精神分析所说的症状。症状行为是习得的适应不良行为。这些当事人希望改掉的行为之所以能够稳定下来，变得十分顽固，是由于环境因素的支持，或者缺乏适应性行为作为替代。因此，行为治疗的目标就是改变症状行为和建立适应性行为。她将艺术治疗技术和行为主义心理学、心理治疗结合起来，创造出了带有浓厚的行为主义色彩的现实塑造技术。

行为主义艺术治疗采取结构化、控制性的模式，简单直接面对问题行为或困惑概念展开。疗程较短，一般在6~20次治疗中建立起目标行为。其具体操作过程如下：

（1）确定需要去除的症状行为或有问题的概念。治疗师和当事人在有限时间内建立起相互信任的关系，在当事人的配合下，治疗师详细了解患者的行为问题及其发展历史，从而明确症状行为形成的前因后果；

（2）评估。当事人自由选择美术材料，画一系列图画，治疗师通过对创作过程和作品的评估，观察评定症状行为所发生的频率；

（3）艺术媒材探索游戏（热身活动）。通过简单有趣的活动让当事人熟悉艺术媒材，喜爱艺术创作；

（4）确定艺术治疗活动的目标行为。治疗师根据对当事人的评估结果确定可以达到的目标行为，要求把目标行为陈述清楚，以便于对其进行观察、测量和协商；

（5）运用现实塑造（reality shaping）技术进行行为塑造。在艺术过程

中改正症状行为，建立目标行为，具体包括示范、模仿、提示、连续强
化、消退、间歇强化和类化等技术；

（6）讨论及反馈；

（7）结束活动。

现实塑造技术结合艺术治疗和行为改变的原理，使用教育方式进行。
首先需要辨别、明确当事人想传达的问题观念，这个观念虽然对当事人具
有重要意义，但是当事人还不能完全清晰地把握它。在识别出问题观念之
后，治疗的目标就确定了，这就是帮助当事人将模糊的概念具体化。具体
化的过程同样需要首先确定结构化塑造方案，治疗者将目标行为分解成当
事人可以接受的片段，逐步做出示范和提示，由当事人跟着模仿，直到当
事人可以自主地呈现出目标行为。借助这个示范和学习的过程，当事人就
可以把困扰他的模糊概念逐步地具体化，并且能够把它呈现出来。从而改
善情绪问题与行为问题。

例如，他被父母带到了精神病院进行住院治疗。父母说保罗脾气很
坏，容易激动，不服管教。医生发现保罗对父母有充满矛盾的行为表现：
不愿意接近他们又不想离开他们。保罗对医护人员表现出了攻击倾向。在
艺术评估中，保罗画了8幅油画，每一幅都由一些色彩凌乱的线条和色团
组成。在艺术治疗开始之后，保罗还是最喜欢油画，最初两个星期，他的
画和评估时候画的内容一样，他总是把这些混杂的色团和线条叫作"树"。
罗斯使用现实塑造技术帮助他澄清"树"的概念，治疗目标是让保罗能够
呈现出可以被认定为树的二维图画。

罗斯为保罗做了一棵树的模型，把一枝带有叶子的小树枝固定在一块
木块上，把这棵"树"粘在纸上。两个人谈论了这棵树的各个部分，在一
般意义上区分开了树冠和树干，然后一起做了一棵树的模型。

接下来的主要任务是把原来的三维模型转变成二维图画。罗斯和保罗
详细谈论了三维树模型各个方面的特点，保罗在语言指导（提示）和鼓励
下画了几棵像样的树，能够把树冠和树干分开。比如，他把树冠画成一团
绿色，把树干画成伸向树冠的棕色的线。保罗在能够呈现树的一般形态之
后，还要完成的任务就是进一步细化树的意象，把树冠和树枝区分开。罗
斯仍旧使用示范、提示、强化等技术，帮助保罗学会在树干上画上伸向树
冠的细线。又过了两个星期，保罗可以单独完成一幅树的图画了。他的画

有树枝、树干和树冠，具有了一般的树的外形，这说明原来的治疗目标已经达到了。保罗也保留了自己的独特之处，他的树不是绿色和棕色的，而是充满了红、黄、蓝、紫等鲜艳的颜色。

在这个案例中，问题观念被界定为"树"，因为保罗的树没有通常的树的形状。起初一团混杂色彩所表现的树也许暗示了保罗的情绪困扰，但是罗斯在治疗中并没有刻意注意和探索这些方面，而是把治疗的重心放在"画出可以辨认的树"这个既定的目标上。

（二）斯尔沃的绘画测验与训练

罗蕾·斯尔沃（Rawley Silver）采纳了杰罗姆·布鲁纳（Jerome Seymour Bruner）的观点，认为认知是对外界的大量刺激进行组织的方式。面对大量的外界刺激，人要想做出反应只有通过主动建构内部心理表征来重新整合刺激的结构和意义。内部心理表征具有媒介性、选择性、概括性和转换性，是对外界刺激的想象性替代，它们能够简化刺激的繁杂模式。通过这些想象性替代，人不仅可以适应外界，而且可以推测事件的进程。内部心理表征有三种：动作表征靠动作（肌肉）来认知世界、获得知识；映象表征用头脑中的表象去表现世界、获得知识；符号表征运用符号、文字再现世界、获得知识。也就是说，语言和图像都是认知工具，通过它们可以测量和提高人的认知水平。而传统的认知评估工具以语言作为传达媒介，只能适用于言语功能完备、善于使用符号表征的人群。对那些听觉障碍、语言功能丧失、善于使用映象表征的人群，只能通过绘画评估方式，才可能测量出他们真实的认知水平。也只有通过绘画训练才能够有效提高他们的认知能力。认知取向的艺术治疗的任务也就在于：通过绘画艺术来测量和提升人的认知能力，认知能力的提高会影响到人的情感和创造力，使整个心理水平得以提高。

二、行为主义戏剧治疗

戏剧治疗不仅关乎挖掘原始伤痛和隐藏的力量，同时也关涉内在成长具体、行为的显现。戏剧治疗是行为导向的，目标既包含洞察力和情感的成熟，也包括实践的改变。尽管古典行为主义看起来和精神分析的思维及戏剧治疗相矛盾，因为它拒绝潜在的无意识冲突并将主观体验降到最低，然而它对可见改变的强调仍影响着戏剧治疗的基本实践。

行为治疗关注如何打破固有的不良模式以及如何获取新的解决技能，这与戏剧治疗的目标十分相似。沟通技能、人际互动、习惯性反应在戏剧治疗环节中都被积极地检视。改变不仅变得可视，而且直接进行了实践。传统行为治疗中，为了给治疗师提供一个清晰的行为机制样本以供来访者发现、探索和演练不一样的行动，疗程中会包含模拟场景的角色扮演，这构成了戏剧治疗整合框架的重要部分。

认知治疗认为一个人的思维在很大程度上取决于他的感受和行为（Beck，1976），这与行为治疗相关，因为它以现在为导向、以解决问题为导向。然而，认知治疗与行为治疗以及精神动力治疗法不同，它假定行为是受到人意识觉知以外的信念影响的（Corsini&Wedding）。认知—行为方法的结合与戏剧治疗的整合框架相关，因为它检验了来访者对事件的解读，并且试图积极地修正那些可能限制来访者获得健康和实现自我的认知。

总体来说，戏剧治疗是一种主动积极、创造性的心理治疗形式，它带动了参与者的力量和潜能，接近并拥抱个人隐藏的伤痛，使新的生命立场得以实践和上演。戏剧治疗的整合框架受到人本主义心理治疗、精神动力心理治疗和认知行为治疗主要概念的指引。在实践中，情感宣泄和掌控、认知洞察和行为改变都是治疗过程中不可或缺、相互交织的部分。某个来访者或是团体独特的性质决定了治疗的方向，同时在此过程中需要大量获取早期家庭、社会和发展的经验，并且相信人类在生命过程中有能力做出改变。

总之，理论基础为戏剧治疗的实践提供了一个核心根基或必要的理论基础。从这个根基开始，戏剧治疗发展出可以更为深入的专业方法，如发展性戏剧治疗，心理分析戏剧治疗，或对于投射技术的强调。整合框架包含了这些方法的所有元素。

心理治疗既是一门疗愈的艺术，也是一门疗愈的科学。从艺术性讲，一个人会留意到微妙性、复杂性和不协调性。在治疗的艺术中，治疗师必须对每个人的独特性都观察入微，像埃里克森（Erikson）所说，"病人就是一个宇宙"。每个人的多面性都构成了一个独一无二的生命，这要求治疗师始终极大程度地保持专注和直觉，必须始终留意模型叠加带来盲点的风险，而不仅仅将其视为一种指引力量。有效的心理治疗的重要组成部分就是来访者能够感到自己被真实看待。如果无法实现这一点，来访者就可能变得抵触，用马斯洛的话来说就是："面对'标签化'的一个健康的反应也就是随意被分类而失去了个体的个性和独特性"。戏剧治疗师为了能了解到来访者性格的多个层面，会使用在整合框架下组织的多种角度。特定个人和团体的动力学、特殊人群和年龄群体的问题以及疗程的设定和时长都会影响临床方法。在实践中，常常发现某些个体的挣扎能够用心理治疗的一个特定理论典范进行极好的描述。于是相关的理论就成了理解和治疗那个人的指引。围绕每个疗愈情境都会发展出一套理论框架，而不是将每一个情境套入一个僵化和预先设定好的结构中。

　　对于有经验的临床治疗师来说，需要始终记住帮助人的过程是一个不断探索发现的行动，这称得上是一个挑战。

第五章　戏剧治疗的内在作用机制

戏剧治疗是以戏剧的方法探索"真实",并处理人际关系及隐秘世界问题的一门科学。探究其内在作用机制是深入了解和认识这一方法的基本路径。自其初创之时起,主要创始人就致力于对戏剧治疗的理论阐述,不断提出一系列概念并尝试进行理论解释,对戏剧治疗的内在作用机制进行揭示,建构其理论假设作为实务操作的坚实支撑。戏剧治疗的内在作用是使角色带着自发性和创造性的力量并能在团体中胜任和有弹性地扮演,尝试各种情绪体验,产生新的认知观念和行动可能性。

第一节　戏剧治疗的理论假设

作为以戏剧的方法探索真实并处理人际关系及隐秘世界问题的一门科学,戏剧治疗的焦点是社会群体中的人际关系。围绕人际关系,莫伦诺在戏剧治疗的实践过程中提出一系列概念,如人际关系网络、社会原子、社会计量准则、动机与因果、感应、会心、共同潜意识、自发性、创造力、角色、文化原子、团体动力等,戏剧治疗的理论假设就蕴含在这些概念之中。

一、人际选择与创造性

(一)"人际选择"与"人际关系网络"

莫伦诺认为,社会中的每一个人都生活在特定的人际关系网络中,社区或团体成员间存在相互选择或排斥关系。正常状态下，一个团体的有序运作依赖于一定数量的人际关系网络，莫伦诺称之为"社会原子"。社会原子乃是个体与他人所连接的网络核心所在，其关系可以是情感的、社会的或文化的。社会原子是个人在选择或被排斥之后人际结构的总和。相吸或排斥不是情绪性的，而是选择后的结果（莫伦诺等，1960）。在人际关系网络中，彼此间的良好互动也将带动彼此的灵感与顿悟，从而达到相互吸引，牢固这种人际选择的网络。而这一切来自团体是否能提供支持个人"创造力"的环境，使彼此间的"创造力"得以充分发挥。

（二）"自发性"与"创造性"

"自发性"和"创造性"（spontaneity&creativity）是人际选择理论的核心概念。自发是一种能量，可以打开每一个人的智慧，并在情境中充分地反应，而这种反应是个体以前从未体验过的。有时，因自发性而在相同的情境中作出全新的反应。创造性是指在人我互动的情境下，达到对自己或他人了解的瞬间经验。自发性是创造活动的催化剂。一旦一个人处在极度焦虑的情况下，他的自发性就降低，从而也导致其个人的想法无法面对现实，以及不能充分地表达自我。自发又好比是一个流动的感觉，可以在生活中的某一个特定的环境中作出适当的反应。随着自发性的引导，个体的直觉与自由增加，内在的自然智慧急剧扩大，能有效地促进产生创造行为。创造也带来人与环境互动下的智慧成果和解决问题的方法。

重建一个和谐的境界需要的是没有人被拒绝，人人都有可以展示自己能力的机会。在戏剧治疗的团体中会获得如此大的被无条件接纳的力量。正如莫伦诺所向往的"自由技术：使自发力发挥极致而趋近和谐统一的境界"（莫伦诺，1934；莫伦诺等，1960）。他深刻相信，人类无限的自发性与创造力让每一个人获得平等的地位。戏剧治疗就是要通过人际互动创设这样一个"自发性"和"创造性"能够充分展现和发挥的和谐的境界，使个体在被无条件接纳的背景下探寻解决问题的适切道路。

二、"角色"与"文化原子"

（一）"角色"与"角色系统"

如社会心理学之定义，角色（role）是指特定社会、习俗或法律赋予个人的一套权利与相应的义务。莫伦诺认为每一个人都是天生的角色扮演者，每个人所扮演的角色决定了他的行为，并使其具有相应的特征。个体独特的"自我"源自他所扮演的角色。然而，现实生活中任何角色都不是单独存在的，而是与其所处的角色系统有着千丝万缕的联系。在角色系统中，每一个体都有着自己的角色目录，并在互动中扩大自我的觉知度。个人透过不同的角色与他人相连接，是种种角色汇聚的中心焦点。

（二）"文化原子"

莫伦诺把个体在特定时空下的角色关系叫作"文化原子"（atom）（1953）。每一个人必须澄清自我内在的一些文化遗留，如对某一个人的刻板印象，或对某人的僵化反应等，接纳新的自发性和创造力，有勇气面对来自外在社会原子（social atom）中新的尝试和突破，改变自己的生活环境。戏剧治疗则提供了一个改变个体内在的文化原子的机会。个体生命要保持创造力，就必须有支持他的社会原子及网络。如果在团体中存在不相连接的网络，那么这个团体就有可能出现两极化的倾向，也意味着在这个团体中有较多的冲突，团体中个体的创造力将受到阻碍。莫伦诺借由戏剧治疗作为"社会原子复原"以及"协助人们清除阻塞创造力"的通道。

三、"感应""会心"与"交互精神"

莫伦诺指出，"感应"是一种对他人的洞察、激赏的感觉。在人际关系中相互的选择主要以彼此感应的程度而论，他用自己创造的新词汇"tele"来表达。感应是人们相遇时所体验到的一种指向对方的感觉，可能是喜悦的相吸引，可能是冷淡的相排斥，抑或是多重的互动。"我们可以这样来看心电感应，在共同体会到事实的状态下，接触另一个人的感觉，接受并分享这些感觉的真实性"（Zerka. T. Moreno）。在建立人际关系网络的过程中，感应起到了一定的作用。感应包括同理与移情（empathy&transference），当人们之间的社会距离很远时，就很难准确地觉察到彼此的关系。

"会心"（encounter）是指两个主观世界彼此相遇而相知的过程。以这个意义上讲，治疗师与来访者之间的"会心"是心理治疗得以成功的重要基础。在戏剧治疗中"会心"不仅仅是针对他人的，也是针对自己的，即也可以指个体对自己内在心意的觉察与领悟。有时个人的自我意会或领悟也是心理得以疗愈的渠道。

此外，莫伦诺还提出了"共同意识"与"共同潜意识"（collective conscious&unconscious）以及"交互精神"的概念，并对他们之间的关系进行论述。不同于弗洛伊德的所说的意识、潜意识，以及荣格所定义的集体潜意识，莫伦诺所定义的"交互精神"是一种双向的过程，在这个过程中，两个或者两个以上的人被锁在同一个系统中的共同潜意识状态（Mormo，1946，1980）。在一个团体中，通过戏剧治疗可以把"交互精神"展现出来，这就是"共同意识"与"共同潜意识"，处在团体中的每一个成员都能感受到这个状态。"集体意识或集体潜意识状态并不是某一个个人的资产，它是一种共同资产。"（Moreno，1946，1980）。

人类的行为经常受到所处环境的影响，这是个体与环境交互作用所产生的运作与结果。由于团体中的成员是彼此交感互动的，故团体动力也可以说是一种团体内互动的历程。在戏剧治疗团体中，任何人都可能成为剧中活跃的参与者，由观察者转变为主角，或所谓的"戏剧中主要的人物"。戏剧治疗毕竟是团体心理治疗的一种形式，期待团体中有更多的自发性、创造性和真实性，团体中的所有成员都能投入其中。

第二节　戏剧治疗的内在机制

心理治疗并非一个充满回忆的理智梳理过程，真实的治疗价值来自来访者自我认识的增加，而这种自我认识是基于非理性的生活经验。戏剧治疗就是伴随着情绪重新体验过去的事件。戏剧治疗的内在作用体现在两个层面：第一，情绪释放和宣泄；第二，认知整合。在治疗过程中，领悟与宣泄一起进行，主角同时了解他们的感觉以及领悟到他们体验的内涵，即在认知层面整合被释放的情绪，从而获得建立全新行为模式的内在环境，治疗价值得以实现。

一、释放和宣泄情绪

（一）情绪的释放

在戏剧治疗的演出阶段，在咨询师和来访者共同建构出来的特定场景中，来访者的希望、恐惧、怨恨、喜悦、兴奋以及他的投射、内射、批判性态度等均可通过演出展现出来。来访者在演出过程中象征性地去经历过去、将来或主观的事件，在治疗师的指导与帮助下将压抑的情绪释放出来。对于不了解自己情感来源的来访者而言，情绪释放可能会使他们产生顿悟，或提高他们对于问题情境的意识程度。克里斯托认为，创伤情绪的宣泄及场景整合所带来的意义就会被联结到一个事实，这个事实就是情绪会建构出如何调整自己、他人和世界的期望。❿ 来访者在戏剧治疗过程中通过行动演出，再一次在安全的环境中经历过去的创伤，通过来访者的言语描述他的经历并且表达他的真实感受、新的体验，进而会伴随他修通情绪经验。在东方文化中，一方面是贬低自我披露的观念，另一方面鼓励自制和约束自己的行为。来访者的一项主要障碍就是他们隔离情绪的自我防

---

❿　Krystal. H. Psychoanalytic Study of Child 33，1978：88-116.

御机制，他们甚至没有觉察到自身有一些情绪，处理这种阻抗也是戏剧治疗的一部分。帮助来访者觉察内在情绪，只有当来访者尝试去辨认情绪的本质，才能够继续探索情绪的意义。

在戏剧治疗中，不仅主角的情绪需要被表达，而且阻碍情绪被接纳的态度也要表达，因为它也是自我系统的一部分。布拉特纳指出，个体会在一些情况下产生情绪的释放，其中包括情绪发泄和恢复希望，情绪发泄是指个体重新发现以前被否认的情绪体验；恢复希望是指个体已能够接纳这些情绪，被他人和团体接纳时的自我释放；发现生活意义时产生自我效能感。单纯的情绪释放是不够的，觉察到被压抑的情绪也是不会解决问题的，来访者需要在导演的带领下进入更有意义的治疗阶段，这些情绪必须被整合并且表演出来才能具有治疗作用。一旦人们愿意将那些一直被压抑且长期控制他们的情绪释放出来，他们就会领悟到之前生活方式中不良的情绪管理模式，且会开始学习有意识地控制自己情绪的压抑或释放。

（二）情绪的宣泄

宣泄，即发泄过分压抑的紧张或不良情绪，通常伴有过去的心理创伤。宣泄这个名词的使用，最早可以追溯到亚里士多德的诗中，他相信悲剧的作用是：通过诱发可怜及惊恐的感觉来达成类似那些情绪的适当宣泄及净化。❶ 亚里士多德认为，观众通过观看悲剧主人公经历的不幸命运，从而引起内心的怜悯和恐惧，并使得这些情绪得以宣泄和净化。到 19 世纪末期，弗洛伊德使用宣泄的技术治疗歇斯底里病人的情绪问题，引导病人释放受压抑的情绪。20 世纪初期，莫伦诺在亚里士多德的宣泄概念基础上，结合宗教仪式和狄德罗、莱辛、歌德等人的戏剧理论，创造出自发剧场的方法，也就是戏剧治疗的开端，主角有机会在剧场中演绎被压抑或被束缚的角色，也会演绎一些剧本，从中体会宣泄和释放的感觉。这些心理治疗方法都是假设情绪会在身体内累积，如果不及时表达和合理释放，就会形成内在的心理压力或紧张状态，长久下去会导致心理状态的异常。为了恢复心理健康的状态，来访者必须在咨询师的帮助下通过宣泄来清除积累的情绪。宣泄是指通过不同方式的情感表达，如面部表情、身体动作、

---

❶ Peter Felix Kellermann 著，欧吉桐、韩青蓉、陈信昭译. 戏剧治疗的核心：戏剧治疗的治疗层面 [M]，台北：心理出版社，2008：89.

语音语调或其他行为上的变化来释放累积的情绪。在暖身和演出阶段，导演们通常会期待过程中出现某些情绪宣泄，在适当的环境下表达出个人隐藏的情绪，将会成为可以带来治疗性成长的新经验。

宣泄不应该被诱发，也不应该被压抑，而应该在充分暖身之后，当团体氛围变得开放，来访者感受到获得鼓励和支持去做自我的表达，这时候情绪才会真实的释放。当强制设定的界限消失时，或者是身心不同的观点被整合之后，压抑的情绪被释放出来，这才是具有治疗价值的情绪宣泄。比如，一个人因为最近的失落而流泪，这是正常的悲伤反应；经过长久一段时间的压抑之后，泪水夺眶而出就算是一种宣泄。同时，宣泄的强度是非常个人化的，在质与量上都因人而异，需要借由个人的经验来识别，并没有客观的标准来衡量。

宣泄是指原本的情绪被压抑封闭起来，但情绪有一种渴望被表达的动力，最终得以释放出来。宣泄带来的情感释放和自我表达，会降低人的紧张度，带来舒适感，经过强烈的情感释放后会有很多正面的感受经验。但是，情绪释放本身并不具有治疗性。首先，情感释放是暂时的，一段时间后紧张会再度出现；其次，一般的述说自己的问题和内心感受也不能有效地协助情绪消散。

宣泄的治疗价值并不来自强烈的情绪表达和自我披露，而是来自心灵中各个支离破碎的部分又得以再度复合。❷ 在心理治疗中，帮助来访者觉察到隐藏的情感不足以修复它们，情绪释放具有更重要的治疗价值，但也必须配合其他的因素才能具有治疗价值，也必须让这些情绪建构整合起来。莫伦诺扩大了宣泄的原始字源学意义，不仅是情绪的释放和缓解，还包含整合及秩序，所有被释放的感觉都必须获得重新整合，以避免这些感觉消失无形。整合包括平复混乱的情绪，学习新的应对策略，重新梳理人际关系，以及将不清楚的感觉转化为具体化的情绪。

为了完成整合，主角需要在戏剧治疗过程中经历两个阶段。第一个阶段是克服阻碍自发的阻抗以及宣泄，第二个阶段是整合被释放的感觉。辅角以及观众的情绪宣泄也是戏剧治疗中非常重要的元素，参与和观看戏剧治疗演出也会唤起某些有力的情绪，这些情绪在日常生活中被限制、被压

❷ Adam Blatner 著. 张贵杰译. 戏剧治疗导论——历史、理论与基础［M］. 台北：心理出版社，2004.

抑而无法表达，观看以及参与分享、反馈等环节可以使观众有机会将自己的情绪进行分离，转化为正面积极的感受和共情性回应。催化情绪并不是戏剧治疗的目标，情绪本身只是反映内在整合的不同程度。所以，每一次情绪宣泄之后，都需要有一个对情绪宣泄的整合，它可以帮助团体成员学会觉察自己情绪的流动，并在深层思绪里进行再次整合。宣泄的不同治疗价值取决于来访者表达之后得到的回应。

二、获得认知领悟

（一）剧场中的角色获取

戏剧治疗的角色扮演是进行模拟或代表现实的尝试，来访者通过角色扮演在演出中得到成长的机会。角色扮演者使用各种技术，包括道具、布景、音乐等塑造一个模拟的现实情境，使得观众可以更好地理解来访者。戏剧治疗中的角色获取过程，与专业演员诠释一个新角色类似，角色扮演者不仅要通过行动表现出他们的角色，同时还需要理解角色的情绪并表现出来。在演出过程中，角色扮演者需要有丰富的创造力，将演出的部分整合到自己的人格中，与自己表演的内容建立内在的关系。

演员应该在情绪上投入角色扮演，但不能被情绪卷入过深，而忘了自己的角色以及自己扮演的情境。为了使戏剧治疗的来访者更加认真地投入演出，咨询师可以用详述、个人化、现场三种技术训练引导角色扮演者。详述可以作为演出情境的暖身阶段，需要角色扮演者描述事件的发生脉络以及事件发生的背景，还有详细地描绘事件发生时包含的物体。个人化是指角色扮演者描绘的叙事材料都是来源于他自己的，比如某个具有特殊意义的场景，或描绘的情境来源于他个人的经验。现场是指将来访者个人的生命故事在此时此地呈现出来，而不是经过演绎重构过去。

（二）角色扮演与真实性

在戏剧治疗中，团体成员被鼓励在舞台上通过行动呈现出自己的心理世界，仿佛戏剧演出就是曾经发生过的事件，虽然团体成员都知道它并不是真实的发生在此时此地；与其他团体成员对话，仿佛他们就是事件中的重要他人；经过布置的戏剧治疗舞台，舞台本身也仿佛是当时的情景。整个戏剧治疗的方法学都是基于仿佛的原则，即运用角色扮演、辅角、舞台、暖身活动、道具及刻意的扭曲时空。❸仿佛在戏剧治疗中的主要功能是，它可以帮助来访者替代性地体验在生活中有压力而无法克服的事件。来访者可以依据自己的想象建构出一个世界，演出给来访者一个可以过渡的现实层面，他可以暂时从现实生活中抽离出来，但是又承认现实生活中存在带给自己压力的创伤事件。

角色扮演即扮演一个角色并将其内化的过程，帮助来访者区分幻想与真实，区别自我与他人，有助于形成完整的自我感，是人格发展中的一个重要技巧。开始阶段角色扮演者会表现出角色的不同特质，在后续演出的过程中他可能会认同自己扮演的角色，将其特质整合进自己的人格中。在戏剧治疗中，通过角色扮演以及角色交换，来访者学会模仿他人的行为，借由他人的表演看到自己的行为，当来访者学会以他人的视角看待自己的行为，会产生新的认知和自发行为。

仿佛技术不是演出真实生活中发生的事件，而是角色扮演者的演出会引发真实的感觉，每个参与者将情绪投入角色扮演中，并且可以真实地感受及行动，协助主角演出的团体成员本身的情绪反应也是真实的。戏剧治疗中新角色的扮演有助于发展出新的认知方式或更有弹性的自我认同，而不是通过仿佛技术来发展假的自我概念。

（三）附加现实：想象与重构

附加现实，是经过加工过的半真实的演戏情境。加工不是刻意的歪曲，而是指来访者经历过这个事件，除了已经被注意到外部世界的人、事、物还有自己内心世界的经验和感受等。举例来说，电影中除了画面内容演出的故事之外还常常伴随着"画外音"，影片中的主要人物以主观的视角追溯往事并叙述自己的心理活动。布拉特纳认为，这种戏剧设计确认了心智的双重层次，不只描绘发生的状况，同时也描绘没有发生的状况，那些可能在心里"说"但没有真正说出口的事情。戏剧治疗会运用培养个人的想象力、象征性技术，发展个体觉察内心世界以及处理现实问题的

---

❸ Peter Felix Kellermann 著，欧吉桐、韩青蓉、陈信昭译. 戏剧治疗的核心：戏剧治疗的治疗层面［M］. 台北：心理出版社，2008：142.

能力。

莫伦诺认为戏剧治疗是"真实的剧场"，因为来访者可以在剧场中呈现出自己内心世界中的真实事件，而非客观的现实事件，来访者真实的感受是心理治疗中最重要的部分。与其只是将抽象的想法说出来或者写出来，不如创造性地将这个想法具体表现出来，通过附加现实，个体可以把想象、欲望与幻觉表演出来。现象学的观点，在意识或潜意识的想象情境中，包含着许多过去从未发生过，或未来也不可能发生的事件，这些事件也构成一种真实。想象、幻觉与错觉，这些个体的意识状态中包含着希望、恐惧、后悔、渴望等，这些真实感受比起客观的觉知与逻辑思维更具有治疗价值和意义。

在附加现实的应用过程中，来访者可以扮演自己的偶像，或者超级英雄，也可以演出过去自己感到羞愧的情境，还可以在咨询师的带领下跟随团体一起参与幻想过程。通过剧场演出的新经验，可以实现三种不同的疗愈效果，更具建设性地重新诠释过往事件，更深入地探索个人的内在需求以及欲望的替代性满足。

三、促进实现行为学习

(一) 经验性学习

戏剧治疗的过程涵盖了宽广的人类经验，包括情绪方面、认知方面、人际关系方面，以及行为学习方面。[①] 行为学习是一种实际的个人学习经验，而不是通过口头语言获取的文本信息，这种经验性学习强调个人参与知识的探索与获取，需要个人的热情及体验。行为学习无法通过内省分析得到，只能通过行为确认和沟通来掌握，包括移动、站立、推与拉、发出声音等。心智上的学习对于大多数人没有治疗意义，为了使学习过程有治疗意义，必须将整个人投入到"有意义"的经验中，即通过创设情境增强团体成员对不同感受的体验。例如，在戏剧治疗中，通过附加现实的技巧，个体可以修正童年时期的不良养育经验，会以满足来访者需求的方式

[①] Peter Felix Kellermann 著，欧吉桐、韩青蓉、陈信昭译. 戏剧治疗的核心：戏剧治疗的治疗层面 [M]. 台北：心理出版社有限公司，2008：80.

重新演出。个体成长早期经历的不良养育经验，可以在其成人时期通过良好的养育经验有所改变，这种经验性学习又称为矫正性情绪经验，可能来自心理治疗师、戏剧治疗中的辅角或接受再教育之后的父母。

戏剧治疗虽然不能修改过去的创伤经历，却可以通过经验性学习消除一些负面影响。个体在觉察早年创伤经历的影响后，来访者自身、团体成员或咨询师就可以给成人在童年期所错失的一些经验。莫伦诺认为，每一个真正的第二次经验是来自第一次经验的释放。来访者会被诱发退行回到早期创伤经历的阶段，通过行为训练产生新的应对问题的经验，一方面来访者可以以新的方式去重新体验过去的事件，另一方面也可以消除早年经历中的负面情绪、坏习惯和旧有的行为模式。整体的戏剧治疗是在角色和现实的层次上重建经验。❻ 现实生活中的事件没法重演，与创伤经历有关的重要他人也很难突然间改善，替代性的治疗经验虽然不能矫正真实世界中的经验，但可以给予个体对生活的希望和有掌控的感觉。

团体的接纳以及戏剧治疗鼓励个体以任何合适的方式表达自己的特点，会帮助个体形成自我肯定的新经验。戏剧治疗可以帮助个体消除负面感觉和过去创伤之间的联结，为个体提供一个新的学习经验。团体治疗中的经验性学习，可以在辅角、观众等成员的反馈中得到支持，至少不会遭到批评和指责。进而引发个体愿意相信生活中的其他可能性，形成持续性改变的力量。

（二）创造性行为

戏剧治疗最重要的功能是帮助提升团体成员的创造力，促进其整合情绪、认知和行为，以一种新的方式去解决现实生活中遇到的问题。通过演出过程中的创造性行为，团体成员学会运用不同的创意和技巧去处理问题，来访者也会积累心理资本以应对人际交往中的矛盾冲突及其他生活困境。对于一般大众的期望，是能让来访者蜕变为"具有心理学读写能力的人们"，在快速变迁的世界面前，当人们遭遇各种心理压力和社会张力时，

---

❻ Peter Felix Kellermann，M. K. Hudgins 著，陈信昭等译. 戏剧治疗与创伤：伤痛的行动演出，台北：心理出版社，2003：150.

可以更主动地面对以及回应。❿

莫伦诺认为，仅是坐着思考，个体无法产生创造性行为，所以必须渐进式地参与一个问题情境。即兴、实验性的对话，以及身体的律动和行为，戏剧治疗中这些交互的心智活动可以促使个体发展出新的觉察和创意。戏剧治疗过程中，通过暖身阶段呈现出问题情境，通过演出阶段帮助来访者产生创造性行为并给予反馈。创造力不仅能发展出新的行为方式，而且一定是具有正向价值的改变。戏剧治疗中的创造性行为是一个合作性的过程，来访者在治疗师和其他团体成员的帮助下激发出新的想法。"我们不只是和别人共同创造，更与自己的高层次自我共同创造。"❶ 在暖身过程中觉察到自己的问题，在演出过程中探索新的行为方式，在分享阶段彼此支持和回馈。通过对自我深层次的探索，全面了解自我的各个层面，个体会激发潜意识压抑的活力，使自发性和创造力进一步增强。

治疗过程中，角色交换技术是经常用到的。角色交换技术的使用需要谨慎而为，治疗师不应该贸然使用，尤其在暴力受害者为来访者的相关案例中更应慎重。通常情况下，暴力受害者会极度担忧，因为过去的经历自己会受到他人批评指责。因此，在戏剧治疗中导演首先要让受害者更多地觉察自己的情绪，这些感觉通常是困惑和混乱，待受害者对当时的情形有足够的了解和掌控后，再进一步与施暴者进行角色交换。❶ 在此过程中，如果过早地使用角色交换技术，来访者会认为导演希望自己理解加害者的动机，因而来访者（受害者）被压抑的攻击性会转而指向自身，产生强烈的羞耻感和罪责感。应当经过一段较长时间的创伤处理之后，在来访者尝试表达出想要扮演对方角色的意愿时，导演对来访者心理状态进行评估，进而判断采用心象的（替代性的）角色交换或真正的角色交换。

同理，出于对来访者的保护，戏剧治疗中，治疗师希望团体成员能够发展出适宜的创造性行为，要求并帮助个体觉察到当前的情境，及时镜观、并调整自己当下的行为。导演使用角色交换的方式训练人们体验不同

---

❿ Adam Blatner 著，张贵杰等译. 戏剧治疗导论——历史、理论与基础［M］. 台北：心理出版社，2004：156.

❶ Adam Blatner 著，张贵杰等译. 戏剧治疗导论——历史、理论与基础［M］. 台北心理出版社，2004：93.

❶ Ochberg, F. M（1988）Post-Traumatic Therapy and Victims of Violence. New York：Brunner/Mazel, 54.

行为及感受，进而带领人们去设定情境，在深入理解不同情境的过程中创造更适宜的行为方式。由于现实生活中常常会遇到比剧场中更多元、更复杂的情境，要警惕创造力的副作用是否会大过它带来的价值。所以，不仅通过角色扮演觉察到的旧有的、已经习惯的行为方式、认知模式需要被重新评估，另一方面，刚被创造出来的行为、观念也需要及时检验，以保证结合现实情境调节的创造性行为真正带来活力。

（三）意志品质训练

戏剧治疗可以实现对团体成员的价值观教育，促使个体愿意承担自己生活中的责任，从而提升团体成员的意志品质。有些心理失调的问题是因为改不掉旧有的习惯：一种总是认为别人都应该像自己的习惯。❶ 戏剧治疗会提升个人自我规范能力，在演出过程中觉察并修正自我过失、修改对过去事件的认知，以及积累个人有能力解决问题的成功经验，调整个人不具备创造力的状态。现实感是一种主观的感受，即个体拥有意志品质和现实检验能力。戏剧治疗可以提升个体的现实感，通过角色扮演，主角可以意识到个人与重要他人之间不同的特质、信念与偏好。

第三节　戏剧疗法中的治疗因素

"治疗"是戏剧疗法的核心。通过使用合适的戏剧帮助来访者获得戏剧体验，利用戏剧表演中所有潜在的治疗因素，帮助来访者达到身心状况改善才是其目的。为了达到这一目的，治疗师和来访者之间必须形成一种能使他们共同向着这一目标前进的关系。戏剧治疗师必须提供一个安全的空间，并选择适合自己的疗法结构和手段，鼓励来访者主动参与方案的选择，治疗师在治疗过程中起到的是支持和引导作用。鉴于治疗过程中难免会引起情感反应，治疗师还必须准备一些措施来控制治疗过程激起的情感反应。

---

❶ Adam Blatner 著，张贵杰等译. 戏剧治疗导论——历史、理论与基础［M］. 台北：心理出版社，2004：210.

　　戏剧的创造性可以让来访者更了解自我，因为那些没被意识到的情感、思想和事件会浮现，并通过隐喻的方式加以表达。强化过的创造性能力也有助于问题的解决。

一、隐喻与角色扮演

（一）隐喻创造的"美学距离"

　　戏剧疗法中最为人所知晓的可能就是情感宣泄，或者说是内心深处情感的表达，但那种使来访者与个人问题保持距离的能力也很重要。来访者会感觉眼前的情境是真实的，因为它正在发生；但也会有不真实的感觉，因为眼前的活动是以表演的方式展现出来的"虚构"。"隐喻"描述在幻想中伪装起来的现实，这种幻想看上去似乎是真实的。

　　隐喻创造了与现实的一定距离，这更有利于真实情况的表达，也使得人们更能理解和忍受困境，这是戏剧的治疗因素存在的第一个层次。角色距离有三种呈现方式：过远距离——离角色过远；过近距离——离角色过近；美学距离——平衡而恰当的距离，而"美学距离"在戏剧疗法的角色扮演中才是理想的。

　　角色就像一个容器，用来描述人们在特定情境下的职责。在戏剧疗法中，角色的应用更为广泛，可以描述虚构的身份或人们假想的人物，而且它也可以用来认识来访者一生中身份的不同方面。治疗师和来访者在戏剧治疗过程中都可以扮演虚构角色。戏剧疗法中存在三种情况，它们构成了来访者的虚构身份和其真实身份之间的动态张力。这种动态张力正是角色扮演中疗效产生的基础。这三种情况是：（1）来访者扮演与自己不同的假想身份，例如，其他人、动物、物体，甚至可以是抽象人格。（2）来访者可以扮演处于不同阶段或地点的自己，例如，设想自己处于孩提时期，或设想现阶段不同场景的不同情况，又或者是未来的情形。（3）来访者故意忽视其特定的方面或其身份，而来访者着重强调的方面则构成了其假想角色的基础，例如，"母亲""老师"或是某一特性，如"想离开医院的那部分自我"。

（二）在角色扮演中探究与体验

角色扮演是戏剧疗法固有的方法，有着特殊的作用和影响。例如，角色扮演可以探究个人在治疗外的生活中扮演的角色，并研究这些角色是如何表现的。无论人的年龄大小，有效的角色表现是提高生活质量的本质所在。通常，随着年龄的增长，人们能承担并且能进行相互转换的角色也会增加，并在中年时期达到顶峰，中年后开始减少。人们需要接受这些角色，并需要一定的动力及技巧来扮演这些角色。比如，"爷爷"这一角色，如果他对小孩的兴趣减退，那他接受"爷爷"这一角色可能就会变得困难，而且由于年龄增长及身体虚弱，他照顾小孩的能力也会降低。戏剧疗法可以帮助来访者更有效地扮演当前角色，放弃不相关的角色，并开始寻找新的角色。

莫雷诺提出的角色理论及一些关于角色拓展的技巧。在疗程中进行角色扮演时，经过培训的戏剧治疗师能自主选择运用心理剧的方法或利用隐喻来探究角色，并将其与现实联系起来。通过扮演虚构的角色，来访者能体验这些角色，并能反思这些角色所包含的一些特征。当人们理解并认同某个角色时，人们很可能会在不同的情形下采取不同的方式体验这些角色，并加入一些想象色彩。来访者反思其表演中的不同情节，有助于来访者理解他们在角色扮演时表现出来的行为。如上所述，对熟悉的角色进行不同的体验和理解是戏剧疗法起效的手段之一。

案例：气球破了

在成长小组中，学生们利用故事演绎的方法来进行个人探索。

他们挑选了各自的人物角色，探讨了自己所扮演角色说话和走路的方式。决定每个人表演剧本或故事中的一个片段。晓琳选择扮演维尼小熊故事中小猪的角色。演出的故事场景是小猪打算给小驴送一只气球作为生日礼物。

小猪想比小熊维尼更早到达生日聚会，所以他在小路上急急忙忙地走着，结果摔倒了，气球也破了。

他听到气球"嘭"的一声破了，他害怕极了，以为整个世界都爆炸了，或森林爆炸了，又或他自己爆炸了。最后他终于克服恐惧到了小驴家。

小驴以为大家忘记了他的生日，非常伤心难过。

小猪拿着漏气的破气球，第一个到达小驴家。维尼在路上就把要送给小驴的蜂蜜吃完了。当他拿着空空的蜂蜜罐到达的时候，整个生日派对看起来糟透了。

然而，小驴高兴地把破掉的气球放入空蜂蜜罐中，故事就这么快乐地结束了。

晓琳在其他组员的帮助下完成了故事的表演。在结束之际，她禁不住地泪流满面。显然，对角色的加工和反思是有一定作用的。

在戏剧疗法治疗师的帮助下，晓琳反思了她刚刚的表现，认识到了她自身性格的四个方面，即：

（1）焦急的她—表现得很粗心（摔倒）；

（2）胆小怯懦的她—害怕突发事件（气球破了）；

（3）愧疚的她—当她使他人难过时（她带着破掉的气球赶到小驴的生日派对，并看见了伤心不已的小驴）；

（4）不相信事情会有好结果的她（即使这个故事是以喜剧结束的）。

在结束环节，晓琳反思自己的表演，对自己的表现有了一定的认识和理解，她决定利用这次机会，调整自己的角色。其他组员和戏剧治疗师都愿意重排此剧，让晓琳再演一次"小猪"这个角色，但是这次，她所扮演的"小猪"同之前的"小猪"截然不同。

案例：庆祝生日

晓琳想象自己是与先前不同、更自信的"小猪"重返森林。

茂密的树林，荆棘丛生。她牢牢地抓住气球，朝着小驴可能在的地方走去。这一次她重新表演这个故事的时候，她走路很小心，气球也没有破。

对之前气球破掉后发生的事，她也重新表演了一番：她试着对气球破掉发出的"砰"响感到好奇，而不是被这声音吓得不知所措。最后，她不再为之前像灾难一样的局面感到自责，而是为庆祝小驴的生日想出了好办法。

在反思阶段，晓琳觉得在角色和真实情况下表现该角色的方式上，自己收获颇多。她相信这种更加深入的理解可以帮助她有效地应对生活中的不幸，使她的生活变得更加充实、更加多姿多彩。

可以说，角色像一个外壳，提供了一个抵御外在干扰的屏障，为来访者提供恰当的保护，使其能够在安全的环境下充分展示自发性与创造性，并通过表演获得"真实的"体验。即便脱离角色，表演中的体验已经作为一种个人经验留存下来，成为助力现实行为产生的重要资源。角色代入的治疗效应就此实现。

（三）自发性与即兴表演

即兴表演是演员们采取的一种自发的表演形式，其目的是提高演员对某个情境、情节或角色的理解。即兴表演通常是由某一剧本或主题引起的，抑或由一些有趣的热身活动开始的。这种形式的表演并无严格的剧本，所有的台词和动作通常都是来访者自发创作出来的。有时小组组员分成几队准备，随后向其他小组成员即兴表演，这样组员就有更多的机会观察和讨论。为了提高表演质量，演员通过即兴表演的方式理解戏剧主题；同样，戏剧疗法治疗师倡导将即兴表演用来辅助自我认识和自我探索的研究，并深入了解各种关系和情形。当即兴表演中下意识或有意识的思想表达具有一定的疗效时，即兴表演就成为一种备选方案。在戏剧疗法的即兴表演中，来访者在没有任何剧本的情况下，扮演某个特定情境中的角色（选择与小组的目的或需求相关的角色，如当小组成员意见不合时，组员可以扮演彼此有矛盾的家庭成员，一起商讨解决办法）。语言和动作事先都未排练过，都是来访者在表演时即兴创造出来的。无论是作为整个组的活动还是各队的表演，即兴表演的经验、人们扮演的角色、人们如何表演以及角色和环境之间的互动都使来访者有更多的机会进行观察和讨论。

在戏剧疗法中，即兴表演有很多可能性，而每个戏剧治疗师和每个组都会有各自的偏好。从本质上讲，即兴表演是开放的，表演在哪里进行都是事先无从得知的。因此，事先设定时间限制会更有效。通常戏剧疗法治疗师会承担计时员的工作。为使即兴表演能更好地完成，戏剧治疗师会予以指导，例如：

（1）在房间里四处走动，专心感受今天你的心情如何。创造出一种可以表达你心情的走路方式。如果像这样走路，那你可能是谁呢？你有可能是一出剧目或一本书中的人物，也有可能是你自己创造出来的一个人物。给这个人物赋予名字、年龄和故事。和其他组员一起，把房间转化为故事发生的地点，如河边、一所房子里或购物中心。与其他人在这个场景中互动；在你遇见他人时，发展你自己的角色。

（2）在创造出一个角色后，你再为自己创造出一个"家"，"家"里有椅子等家具。从"家"里出去，你可以进到一个临时布置的公园，那里有专供散步、坐着休息和喝咖啡提神的地方。你可以和其他人交流，也可以自己独处。在即兴表演的尾声，回到你的"家"里，反思此次表演。

（3）想象自己是一艘失事轮船的乘客或船员。自己想办法找到住的地方和食物，探索你所在的这块陆地，并想办法回家。这个岛上有土著居民吗？你要如何与他们沟通？你要如何与他们进行团队合作？

在小组活动中，即兴表演可以发展为一种成长探索。例如，对小组凝聚力、互相协商、组员魅力的探索，同时也为个人领悟的探索提供机会。组员们共同熟知的故事可以成为治疗演出的剧本框架，并为即兴表演带来灵感。整个过程中组员可以听戏剧治疗师读故事或讲故事，也可以凭他们的记忆补充这些故事。无论是哪种情况，小组的任务就是重新演绎故事。在表演之前，小组会把这个故事重新创造，成为他们自己的、有个性的故事。

即兴表演的故事可以是整个小组的人各自扮演自己的角色，共同重新演绎一个别人给他们讲的故事；也可以将小组再分为几队，各队表演该故事的一部分。简单的排练后就可以开始表演了，每队按顺序表演各自的那部分故事情节。各队的表演能增加即兴表演的丰富性，因为它允许不同的人通过不同方式来演绎同一个角色。在即兴表演过程和反思环节中，这些不同能增加来访者对角色的理解，这些理解又能与他们治疗之外的生活经历联系起来。无论采取哪种方式进行表演，不管灵感是什么，即兴表演都能有效地显现隐藏的情绪或潜在的问题，它能使参与者体验以前从未显露出来的不同自我。

案例：在森林里

课堂上，一组学生决定把戏剧场景设为"在森林里"。

他们各自随意选择变换角色。有些人变树木，有些变动物、大山和河流。他们探索了角色相互交流的方式，表演中不使用语言。

静悄悄的森林里，小强成为伐木工人，开始砍伐大树。

刺耳的锯木声传得很远，小动物们被搅得不得安宁。倒下的树枝阻塞了河流。

小莉和小戴也是伐木工人。小莉和小强一样砍伐树木，给大森林造成了很多破坏。而小戴努力工作，补种新树，在树上搭起鸟巢，疏通河道，将树枝从河中搬走，试图弥补伐木造成的一些破坏。

在规定时间内，治疗师提示他们天快黑了。灯光熄灭，所有的动物都去休息了。

当灯光再次亮起时，这次即兴表演也就结束了，参演者回到现实生活中。在接下来的"脱离角色"环节中，小组探讨了他们在即兴表演中所显露的强大活力。治疗师对团体成员进行指导，小组成员探究这次即兴表演所包含的各种关系和个人获得的激发与突破。

二、剧场表演与观众

（一）剧本

剧本是叙事的资源，"剧本"是用作表演基础的书面对话体和舞台指导。角色的每一种情绪、场景或问题都可以直接或间接地在剧本中找到，治疗小组或个人可以根据其需求采取不同的表演方式。隐喻的使用，为"治疗距离"的产生提供了可能，而这是戏剧疗法的本质和突出特点。

在戏剧疗法中，剧本的使用方式多种多样。例如，可以在观众面前表演既定剧本这一过程不仅有利于增强表演者的自信，且其本身就带有一定的治疗效果。表演可以重塑自信，继而可以为参与者带来永久性的转变。

案例：格特鲁德取得了进步

该治疗组包括一些年龄较大的来访者，与格特鲁德在同一个日间看护站，他们要表演一出独幕剧。

格特鲁德是靠着齐默式助行架行走的，若没有助行架的帮助，她会非常害怕。在彩排时，她这样描述自己扮演的角色："这个女人不用助行架走路，她比我坚强多了。"

令所有人吃惊的是，她把助行架放在一旁，自己独自完成表演。从那天起，她开始对走路有信心了，后来她可以不用助行架独立行走一小段路。

使用剧本的戏剧治疗不必包含整个剧本的全部内容，甚至不必是一个完整的表演。它可以是从一个剧本中提取出来的简短内容，最多一页或两页。在把小组分成几队前，需要进行角色分配，在各队向其他队表演之前，各队需要进行彩排。但是表演结束并不意味着治疗过程的结束，因为角色脱离是戏剧疗法的重要部分。

（二）作为戏剧疗法的剧场表演

剧场表演作为一种治疗手段由来已久。在古希腊，它与悲剧联系在一起。亚里士多德撰写的《诗学》，描述了悲剧中可能引起剧场中观众精神宣泄的因素（Butcher，1923：255）。舞台上的表演就是为引起观众的情绪反应设计的，观众在认同角色和故事时，他们就会产生所谓的"精神宣泄"。随之而来的紧张感的释放就被认为是有治愈效果的。"精神宣泄"这一术语通常用于治疗中，描述人们对所考虑问题的情感反应。然而，只有在戏剧疗法中，剧场表演才会以特定的治疗目的进行运用。用剧本即兴表演后，组员可能希望呈现他们的剧场表演。

他们可能在观众面前表演选定的剧本内容（Anderson-Warren，2000：108），这个表演不必包含整个剧本的剧情，可以只是与表演者和/或观众相关的一场或一幕。在戏剧疗法中，表演是建立小组凝聚力的独特方法，还可以增强自尊心和自信心。

表演是为了让观众受益，或使表演者受益，抑或让两者皆受益。来访者在观众面前表演时可以产生或增强自信，也可以帮助他们理解不同的角色（之前的章节中提到过，在表演中从角色身上学习也有类似的性质）。从观众的角度看，戏剧疗法中会有抽离、自我定位以及对一些问题的探讨，所有这些都可能（分别或共同地）产生一定疗效。

这些表演者大多没有表演经验，他们不希望观众对他们的表演能力进行严苛的评判。因此，观众最好是能与之有共鸣的人，如组员的家人、单位的工作人员、安保人员或相关的组织人员。即兴表演或角色扮演强调过程，认为过程比准确的表演更重要，而演出性表演与即兴表演不同的是，演出性表演要求演员们尽可能地以最高水平进行表演。这因来访者的能力、心理健康状况和治疗需求不同而有所差别。如上所述，表演者在表演上是比较缺乏经验的，他们有可能经历过情绪或精神上的痛苦，也可能身体残疾或有精神疾病，因此，那些经过挑选而被邀请观看表演的观众可能更容易同情表演者。

案例：维尼特参加舞会

维尼特是个患有急性焦虑症的年轻女孩儿。她发现自己无法面对他人。如果房间里有陌生人进来，她会躲到治疗师的后面。她所在的戏剧治疗小组要表演舞蹈，这时她发现自己可以用身体来表达。组员们以《灰姑娘》的故事为基础，经过简单彩排，呈现了一场改编自《灰姑娘》的即兴演出，而维尼特扮演的就是灰姑娘，那天医院里的其他来访者和工作人员就是他们的观众。维尼特的表演获得了热烈的掌声，显然，她也非常享受观众们"再来一个"的要求和他们的热烈喝彩，她连鞠三躬以表感谢。第二天，她又做回了那个不善社交的自己，但是她对自己取得的成绩非常满意，说："我做到了，不是吗？或许我可以再来一次的。"这次表演给了她希望。

（三）剧场表演中的观众

充当观众是剧场表演疗法的另一部分。如前所述，剧场表演给来访者提供一个以客观方式看待问题和认识人际关系的机会。为了能开展讨论，观众可以看剧本或场景内容。观众可以是来访者，或他们的亲戚朋友，或两者一起。例如，约翰·阿登（John Arden，1982）的《马斯格雷夫律师的舞蹈》中就有对创伤后应激障碍（PTSD）的代表性描述。兰格利（2007：74-8）结合他自己作为战区卫生官员和他后来做战争养老津贴评估工作的经验，撰写了一份戏剧中人物的分析报告。他表示："对于医生来说，艺术比直接的临床治疗更重要，而戏剧也不例外。"这表明戏剧对来访者和治疗师都具有教育作用。

莎士比亚塑造了很多我们认同的人物及情节。考克斯描述了英国安全等级最高的精神病医院——布罗德莫精神病院利用《李尔王》治疗病人的相关情况（Cox，1992：56）。那里的一些病人认同该书中一些人物的性格和他们所处的环境，病人将自己的情况与书中人物及环境进行比较，并告诉治疗师。很多戏剧对现代的观众都有一定的价值，如一些讲述"愤怒的年轻人"的戏剧，又如约翰·奥斯本的《愤怒的回顾》；或讲述人与人关系问题的，再如亨利克·易卜生的《群鬼》；甚至是古希腊悲剧，如索福克勒斯的《俄狄浦斯王》。

三、角色脱离、反思讨论和结束

疗程结束后，角色脱离、反思、讨论和结束表演活动都会对来访者起到一定的疗效。

（一）角色脱离

角色脱离指使表演者从戏剧表演中脱离出来，回到现实的活动。和角色扮演一样，在讲完故事或小组活动结束后，来访者不应保留属于所扮演角色的多余情绪，或由他们所参与的表演引起的不必要的情绪，有时简单地对表演活动进行讨论和反思就能释放这些情绪，但还有许多不同的便捷方法可以帮助来访者获得清楚的认识，和所扮演角色保持一定的距离，重回自己现实生活的角色中，并帮助他们消化和吸收表演产生的作用。

这些方法有：

准备两把椅子，放在每个人都够得着的地方。在一把椅子上写上"我"，另一把写上"角色"。每个人轮流坐上写有"我"的椅子，并谈谈他们自己的感受和经验。然后再让他们再坐上写有"角色"的椅子，并说说和他们所扮演角色相关的任何事情，不要谈与自己有关的事。

准备两把椅子，放在每个人都够得着的地方。在一把椅子上写上"保留"，另一把写上"抛弃"。每个人轮流坐上写有"保留"的椅子，对于自己所扮演的角色身上的品质，说出哪些是自己想保留的，然后坐上写有"抛弃"的椅子，说出哪些品质是自己不想留下的。

让每个人想象一个盒子，用以安全地存放他们即兴表演时自己的联想。然后组员想象出一个垃圾箱，把他们不需要的情绪倒进去。

请每个人都描述一种处理不必要情绪的方法，比如，想象出一堆篝火，把那些情绪都烧掉。然后他们再想象出一种方法保存那些他们想要保留的情绪，比如，小心地把那些情绪放入口袋或容器里。接着每个人再单独表演这些画面。

角色脱离在某种程度上是"热身"的对立面——从戏剧表演活动中平静下来。角色脱离结束后是组员在小组中讨论自己的表演，并将他们的角色与其生活联系起来进行讨论。随后，整个大组的讨论就可以依次进行。角色脱离可能会引出反思，有助于让洞察成为习惯。在与脆弱的来访者打交道时，有时更好的方式是不阐明其中的隐喻，不让他们知道其中的启示，让他们按自己的节奏和进度去吸收自己的认识。在戏剧疗法中，相信使用隐喻和治疗距离的好处是非常必要的，这是戏剧疗法存在的实质。

（二）反思和讨论

对戏剧表演的体验进行反思和讨论是能帮助来访者恢复健康的重要环节。该反思的环节会把他们的表演体验和自己的生活联系起来。通常的做法就是在治疗期间留出时间，以供反思。反思过程约占用三分之一的小组治疗时间，需要解决的问题可能会在这一环节出现。

反思和分享是一个渐进过程，应尊重成员内在打开的秩序。开始时的分享反思最好在两人之间或小型治疗组中进行，因为向一两个人说出自己的感受要比向一群人说要更容易些。这也给了来访者时间进行深入探索和从表演经历中寻找某种认知顺序。根据小组的特性和时间，有时把最开始的这种分享转化为在整个小组中反思表演经历和所演角色会更有益。可能在反思环节，来访者才会表达由他们自己建立的活动与个人问题之间的联系。

在所有活动结束前，大家作为一个团体一起进行广泛讨论（不需要进行自我表露）是最后的环节。尽管表面上这是一个客观看待治疗进程的机会，但是组员常常会向整个组分享他们已经在两人组或小型治疗组中透露过的感受。因为他们之前就已经谈过自己的感受了，所以他们会以更加深入的视角重述自己的故事，并对此有更深的反思。同时，也会发现其他组员类似的洞见。这也是更好地了解他人的机会，而且这样做也有利于缓解自己的孤寂，融入这些群体。

（三）结束

角色脱离、反思和对此进行的讨论可以作为治疗的尾声。戏剧疗法到此即将结束，结束环节还可以包括更多内容。圆满的结束环节通常包括一个或几个有组织的活动和一个仪式化的结尾。

结束的过程是治疗空间和外部真实世界的最终界限。在离开这个充满着隐喻、参与、活动和与他人联系的世界时，细致妥善的处理，创造情感空间，用一个正式的结尾告别，能使来访者将两个世界正确地分离，带着治疗过程中收获的完满感受和来自团队的温暖与支持走向自己的现实生活。因此，结束环节也有疗愈性。

下列方法可以单独使用，也可以结合在一起使用：

（1）简单提醒来访者，治疗已经结束；

（2）把眼光向外，关注来访者生活中的下一活动；

（3）提醒来访者下一次治疗的时间和地点；

（4）治疗师询问小组的下一步打算；

（5）举办一个结束仪式。

每个人陈述自己的下一步行动，大声地告诉整个小组或自己的搭档，或静静地思考。

小组成员面朝其他成员站立，围成一个圆圈。当有人觉得自己准备好了，就转过身面朝外面。当所有人都准备好了，都转过来之后，小组成员就可以离开房间了。

如果这个房间有其他用途，小组就把房间打扫干净，并把东西都归到最初的位置上，然后大家围成一个圆圈说："再见。"

小组围成圆圈站立，每人谈一些和治疗相关的话，或陈述他们想留下或带走的情绪。

总之，治疗存在于戏剧进行的过程中，而且依赖于治疗师和来访者之间形成的关系，而这种关系是在结合戏剧内容及思想与情绪的凝聚形成的。整体结构对所有的戏剧治疗小组都是一样的，但是内容会因为组员的需求和能力不同而有所不同。可以利用的戏剧和治疗方法有很多，这里只给出了一些简短的例子。通常，最简单的策略最有效，自发的想法往往能产生最大的创造力。组员的贡献能增强小组的认同感，也能增强小组的凝聚力，因为治疗就是在治疗师与来访者之间的关系中产生的。

第六章　戏剧治疗的主要技术

第一节　戏剧治疗的角色扮演技术

戏剧治疗是借助戏剧所提供的表演框架展开的心理治疗，角色扮演是戏剧治疗的基本技术。来访者透过角色扮演和自然状态下的演出，将自己所遭遇的冲突与困惑展现在舞台上，以形象具体的方式让导演以及所有观众能身临其境地感受到。借助治疗师指导下的角色扮演，来访者走进自己的内在层面，感悟自己的心灵，探索自我。角色扮演可以提供一个实验性的情景，刺激所有参与者的想象力，帮助他们了解各种不同反应方式可能引发他人的感觉与想法，进而选择较为适当的方式，设身处地在经验中得到学习，对个体提升面对人际压力的能力是非常有意义的。

一、助力主角演出的技术

（一）替身技术（double）

替身技术是治疗演出过程中辅角对主角的扮演。治疗团体中，由一位成员扮演主角，进入到主角的经验世界中，体会主角的感受、想法和内在语言。替身技术的目的是协助主角把没有体会到的感受表达出来，以扩大主角的觉察范围。催化主角的心理经验、表露主角深层的情绪是戏剧治疗的主要目的，替身是带出主角情绪的有效方法。

1. 替身技术操作建议

首先，替身所收集到的第一条线索是主角的非口语沟通，经由模仿主角的姿势、表情以及音调，可以感受到主角类似的身体知觉。因此，替身一般是站在主角背后，稍微靠边一些，面对主角大约 30 度的角度。这个位置可以帮助替身在不干扰主角情绪的前提下观察和模仿主角，增加对主角的认同感。

其次，替身对主角的同理取决于评估主角的角色及其特点。例如，主角的身体特征、生活状态、所遭遇的问题及来龙去脉，以便对主角作推论。主角透过替身获取再度接触自己，在被了解与支持的安全气氛中，交通内查的感受和经验。

再者，主角也可以成为自己的替身，以达到同理自己和接纳自己的功能。例如，主角可以扮演 5 岁时的自己，在妈妈离开时的悲伤与恐惧情绪。

在某些场景中，导演会邀请不止一个人来扮演主角及其不同人生阶段的自我。这些替身之间可以互动，以帮助主角觉察自己内心丰富的动力与辨识不同但并存的自我特质。

2. 替身的产生

替身的产生一般有三种方式。一是由主角从在场的观众中选出。根据剧情的需要，依据演出的故事的具体情境选出适合角色的人作为替身。此时导演的指导仍是必要的，通过与主角反复确认故事中的具体情境，确认需要出场的替身的特征，是当下的还是其他年龄阶段的主角，是家庭生活中的还是工作情景中的。主角邀请，经由被选择的当事人同意，替身才算正式选出。二是可以由导演指定。根据主角要演出的故事的需要，由导演推荐或指定一人来担任替身。确定前需要征得主角和被选择的当事人的同意。三是观众也可以自荐担任主角的替身。治疗团体中，有的观众在仔细了解要演出的故事及主角的具体特征后，主动提出助演，在得到主角和导演的允许后也可以担任替身。

3. 替身训练

替身训练的核心是建立同理心。鉴于团体中每一个人都有可能会成为替身参与演出，一般可在团体建立时对全体成员进行简单的同理心训练。具体方式可通过游戏活动，如"秘密会串"：团体的每一位成员把某一个秘密写在纸上，这个秘密必须是他个人觉得如果向团体公开会感到不舒服的。然后每一个人把写好的纸折成一样的样式，与其他的纸放在一起，纸是不记名的。当把纸条再发给每一个人时，每一个人所拿到的不是自己的纸条，但要把它当作是自己的秘密，然后读出来，而且要以第一人称念出来，接着要说出自己的人生里有这个秘密会觉得怎样，可以花一分钟的时间说说对纸条内容的感想和态度。然后，再轮到下一位。你会发现每一个成员都会感到惊讶，因为他们共同感受到大家能以同理心和友善的态度谈论以无记名方式所写的那些事。这个过程也可以作为团体暖化的一个组成部分。

更有趣的练习是"引导式幻想的替身"。导演对团体成员说："想象某一个物体、动物或人，然后把自己当成那个东西，想象将来会成为什么？过去又如何？"这样的练习会提高成员的同理心，通过同理来扮演各种角色。

【实例】替身技术的应用

剧情：20岁男生，安静、沉稳、被动，时常觉得自己很累。透过他的一幅画描述了自己目前的生活。

主题：我想一个人

演出过程：

小刚：我感觉被人包围着，很热很热，我喘不过气……

导演：好，让我们一起来把你所表达的场景摆设出来

导演：小刚，是这样的情景吗？你在哪？在做什么？

小刚：对的，我就蹲在里面，说着"我好热好热。"

导演：好，小刚，在观众中选择一位扮演你的人。

小刚：那我选他。（替身产生）

导演：小刚，你站在这里，由他（替身）扮演你……（对替身说）你重复小刚刚才的动作和他说的话。

替身蹲在人群里，说："我好热好热"。

导演（问一旁的小刚）：是这样的吗？

小刚：是的。

导演：继续下去，小刚，如果你觉得替身表演得不对，可以告诉我。

替身：我好热，喘不过气了，你们都走开，别来烦我……

为了帮助主角表达情绪，替身要能同理或强化主角所说的话，代替主角说出没有表露的情感，以及把生气、爱或所体验到的其他感觉表达出来。比如，假如主角说"我喜欢你"，替身就说"我需要你"；主角说"我感到厌烦"，替身就说"我恨你"。很明显，只有把情绪表现给予强调乃至放大，才能更有力地帮助主角澄清自己的感受。

（二）角色互换技术（reversal role）

在戏剧治疗中，导演会让主角与另一个角色互相交换，来体验对方的经验并代其发言。角色互换可以帮助个体从自己的角色中抽离而进入到另一个人的世界中。经过角色的互换，可以把主角同理或投射的情感演出来。

在心理情景剧"被遗弃的爱"中，导演常用角色互换的技巧，增加彼此的了解而扩展自己的知觉。

【实例】角色互换技术的应用

剧情：20 岁大学生，离异家庭，有一个妹妹（继母的女儿），父亲再婚，与父亲的关系紧张。

主题：如何不与自己的父亲吵架

演出过程：

场景 1. 主角深夜归来，与父亲（辅角甲）在客厅里争吵，父亲认为女儿家不可很晚回来，在家中目无尊长。继母（辅角乙）在一旁无声。

场景 2.（角色互换技巧应用情景）家人都在客厅。主角在一位替身的帮助下喊道："你们有谁关心我，在家里没有人听我说话，我根本是多余的，还回来干什么?!"辅角甲演出父亲的愤怒，但无法把气氛烘托出来，导演要主角扮演父亲（角色互换），喊出："你根本不懂事，我们怎么不关心你、不照顾你，任何事都顾忌到你的想法，我也有自己的工作，你可不可以长大一些。"主角恢复原先角色后，辅角甲把上述的话语重复一遍，并且把父亲的情绪加以扩大："我好累！女儿！"经辅角甲把父亲的立场表明后，主角在与父亲的争吵中感受到争吵背后深层的含义。

另一方面，主角一直觉得继母只关心妹妹，对她从来不闻不问。针对主角对继母的看法，在与继母（辅角乙）演出角色互换时，把主角内心的想法表露出来，因此，辅角乙扮演继母时说："我就怕你有这种想法，一直以来我小心翼翼地对待你，生怕让你觉得我对待你们姐妹是不公平的。你很懂事，我怎么会不关心你呢？希望你真正了解我的用心……"

角色互换技巧使得主角在扮演中，能站在父亲、继母的立场了解他们的感受，反思自己的想法和行为。通过进一步的分享，让主角在团体成员的帮助下，明白有沟通才能化解彼此的误会，其实全家人都很爱这个家。

（三）分离替身技术（divided double）

所谓分离替身是指在戏剧治疗中，扮演主角情感世界或真实世界的两种心境或角色。比如，一个是代表"爱"，另一个是代表"恨"；或一个代表"好的儿子"，另一个代表"坏的儿子"。我们往往发现主角态度矛盾，又无自知，这时双重角色就能帮助主角清晰地了解内心的感触。

【实例】分离替身的应用

剧情：主角自7岁时就离开了父亲，在其幼小的心灵里，父亲是慈爱的。随着一天天地长大，她对父亲的印象开始模糊了。当看到同龄人有幸福的家庭时，她心中隐隐作痛，再也无法原谅父亲，甚至对于自己的男友也开始冷淡，想要在他没有离开之前，先收服他。然而，事与愿违，最终男友也离开了她。

导演让甲辅角当"好爸爸"，乙辅角当"坏爸爸"。

导演：你可以对你的"好爸爸"说些什么？

主角（见到自己喜爱的爸爸）：爸，我好想你。

甲：爸爸也想你。

主角：你可以来看我吗？

甲：当然可以。你小时候，总是吵着让爸爸带你出去玩，你还记得吗？

主角：记得。爸爸，我现在长大了，我有好多话要对你说。

导演：那你觉得不好的爸爸，你想对他说什么？

主角：我恨你，别来烦我。

导演：好，那么，我们让你的"坏爸爸"离开。

利用绳索技术，把"坏爸爸"与主角绑在一起。导演鼓励主角，努力地挣开"坏爸爸"。乙并不希望主角能快速地挣脱出来。

主角（对着坏爸爸）：你别来烦我，你走开。我要让你走开。

经过一段时间的努力，主角终于挣脱了"坏爸爸"。

导演让甲抱住主角，这时剧场里响起了歌声。主角在爸爸的怀抱里幸福地微笑。

二、应对阻抗的技术

（一）镜子技术（mirroring technique）

当主角有阻抗作用，无法上台演出时，导演会让一位扮演者模仿主角，让主角有机会如同照镜子一样，看到自己的行为举止和内在心态。扮演者要尽可能模仿主角的一切，重复他的动作，试着用话语、动作表达主角可能的感受，像一面镜子反映出来，而主角仍坐在团体中观看。镜子技术可以故意夸大和歪曲，激励主角上台更正或上台继续原来的演出，将他由被动旁观的立场转为主动参与的角色。

【实例】镜子技术的应用

剧情：21 岁男大三学生，内向腼腆，与陌生人交谈会脸红。与人交往上有一些自卑。

主题：对喜爱的女生坦白自己的爱慕之情。

前景描述：在团体讨论中，始终没有人愿意出来扮演角色，导演觉察团体对此问题有阻抗作用，在这种情况下，导演让一名工作人员上台扮演主角，并暗示尽量模仿潜在主角的一切言行与人际关系。

导演对主角说：你来扮演这个主角，假想一下你和自己喜欢的人在一起的场景。

主角：就在我自修后回寝室的路上，遇见了她……

导演：好，我们需要一位扮演女生的人，有谁愿意？

结果，有一位成员主动上台扮演女生。导演协助主角布置舞台，在校园幽静的小路上，主角有心事地走着，不经意地抬头看见了自己喜欢的人……

主角：你好，这么巧，你也自修完了？

女生：喔。

主角（涨红了脸）：可以陪你一起走吗？

女生：不用了，我在等同学，你先走吧。

主角：我……我想告诉你，我觉得你很好。

女生：我知道，可我现在不想谈，以后再说。

主角（语气较紧张）：什么时候？

女生笑笑，无语，走开。主角则一脸的无奈与焦急。

此时，观众席中一位成员举起手，说："导演，他演的好像是我前几天发生的事。"

导演问：你为什么觉得他在演你，你有同样的遭遇吗？

潜在主角：他说的话与感受和我曾发生的事一样，只是地点不同而已。

导演：那你愿意上台来演演吗？

潜在主角：好，我很担心那天我与她分手后，会再也没有机会了，我想问一问大家，我应该怎么办？

潜在主角上台，而原先演主角的工作人员下台。场景再现，新的主角重新演出遇见暗恋的女生。然后，主角回到自己的寝室，告诉了室友他遇见女生的情景，心中很不安，不知道是继续死缠猛打，还是暂时放下、等待时机。由其他辅角来演出遇见女生后会怎样寒暄，并告知对她的爱意。主角尝试再遇到女生后要如何面对，学习问题解决的方法。

在戏剧治疗中，透过镜子技术把潜在主角引导到台上，从被动转为主动探索自己不会处理的事情，经过演出，主角学习到新的应对方法，提高了自我。同时，在其他参与者中也有一些人因自己不知如何表达而困扰，主角的表演帮助他们学习到处理方法和技巧。

（二）空椅技术（empty chair）

当主角对某人或自己的某一部分产生阻抗，不敢面对时，导演可以利用一张空椅子，象征主角内心的期望或恐惧。导演一般会让主角想象在一张空椅子上坐着一个人、一件物品或自己的某一个部分，鼓励主角与之对话。这样的做法有以下一些好处：

（1）激发主角的想象力；

（2）不必面对真实对象的压力而能展开练习；

（3）扩大可对话的对象范围（如人、物、动物、某一事件、自我的特质等）；

（4）加速剧场流程。

【实例】空椅技术的应用

剧情：21 岁女性，与母亲相依为命生活，自 7 岁开始，再也没有见过自己的亲生父亲。在与异性的交往上往往非常情绪化，还曾有自杀经历。

主题：我该见他吗？

将要与自己的亲生父亲见面，不知道是喜还是苦。主角述说了自己没有父亲的日子。自从母亲再婚后，生活就开始糟糕透了。

主角：继父不接纳我，我知道母亲很为难，我尽量不让母亲为我担忧。假期我不想回家，这会打乱我母亲的生活……我无法原谅我的父亲！他根本不爱我，7 岁那年他离开后，就再也没有来看过我！

在主角的描述中，导演了解到主角对自己父亲的不满。尽管如此，但对于一个已经长大的女生来说，又非常期望见到父亲。不过，相隔这么久未见面，她心里不免有一些忐忑和顾忌，甚至有些惶恐不安。

导演利用"空椅"技术来协助主角突破心中的不安。以一张"空椅子"象征主角的父亲，请主角面对这张空椅，尽情地把对父亲的不满宣泄出来。

在导演的鼓励下，主角述说了对父亲的不满，质问父亲为什么不来看她，而她却时常想起儿时与父亲戏要的场景。主角最后还是说了一句"恨"并把椅子踢翻，然后开始痛哭。导演用双手扶住主角的肩，用身体的接触来支持主角，主角慢慢恢复平静。

导演：从刚才的情景看，我们可以了解到你心中积压多年的苦闷和怨言，借助"空椅子"来发泄一下自己，你现在觉得怎样？

主角：我现在好多了。我开始想见父亲了。

导演再通过替身、角色互换的方式让主角清楚自己应该如何面对很久没有谋面的父亲。

三、演出中的对话技术

（一）转身说话（talk aside）

主角在团体面前，对演出特殊的情况会觉得困惑，而无法流畅地对着辅角直接地讲话。在这种情形下，可容许主角向后转，背对团体，让其忽略团体的存在，就容易演出其特殊的事件了。当主角感觉较舒服自然后，再让其转回面向观众。

【实例】转身说话的应用

剧情：23岁男生，较腼腆、清秀。在小组暖身活动中，极想表达自己内心的困惑。

主题：我是谁？

场景：在小组的暖身活动中，主角单积极地想把自己的问题拿出来和大家分享。他的个人图画引起了团体成员的好奇，主角也似乎想分享和表达他的画意。

导演：单，你愿意在这个团体环境下，表现你的画吗？

单（犹豫地）：想。可是……

导演看出单有一些顾忌，再问：没关系，你可以选择不出演的。

单：不，我想说，可我不知怎么讲。

导演在与主角沟通后，安排了一个场景——主角的卧房，独自一个人在房中徘徊。导演让主角背对观众，忽视团体的存在，再鼓励主角表达心中的事情。此时主角轻轻地说着只有导演听得见的话："我是另类的。我恋爱了，喜欢上了他，一个男生，可我没有办法离开他。我不想让我的父母伤心，我知道这个社会是不容许这样的，我……"主角痛苦地轻声述说着。

导演体会到主角此时已能开放他自己，就让主角向后转面向观众，并在主角的面前放了一个空椅子，对主角说："你可以对着空椅子，说出你此时心里的话。"主角对着空椅子大声喊道："我不要这样！"接着，导演让主角坐在空椅子上，问："你是谁？"主角坐在椅子上答："我是另类的，我不是父亲的好儿子！"很明显主角意识到自己是一个被目前社会所不能接受的"同志"角色，感受到与传统观念相违背的痛苦与压力。接下来，主角与站在空椅子后面的导演开始对话。

导演：你想对你的父母说什么？

主角：让他们骂我，我会好受一些，你来当我的父亲。

导演：站在这里的你是一个勇敢的人，你可以面对自己说出自己的话。

此时，主角好像若有所悟似的。

导演：勇敢的你会如何面对自己和家人呢？

主角：我会好好地与父亲沟通，我做好了准备去面对他，让父亲知道他的儿子是谁。我也准备好给自己更多的空间，试试改变自己，起码还有机会。

（二）对话（dialogue）与独白（soliloquy）

在戏剧治疗中，导演需要引发主角与剧情中其他角色人物的沟通，这样才能有角色扮演的过程产生。一般主角总是把自己心中的感受、想法对着导演述说，虽然这样可以让导演得到许多资讯，但单一的沟通会使剧场气氛呆滞，也限制了主角的自发性、团体成员的无法介入等状况。所以，导演会鼓励主角与辅角进行沟通交流，这是戏剧治疗中常有的基本动作。导演引发主角与辅角的直接对话，才能达到情绪宣泄以及行动化完成经验的治疗目标。

导演会鼓励主角对生活中难以启齿的重要人物说出自己心中的感受。主角对着父亲（辅角）大声喊道："爸，你没有权利这样伤害妈妈。"

独白也是戏剧治疗中常应用的技术。一般导演会让主角在剧场中漫步，自言自语地说着自己的感受。导演（对着主角）说："晓敏，来，我们在舞台上走动一下，想象你就是一只小鸟，你会对自己说什么？"晓敏开始绕着舞台走着，并开始学着小鸟飞翔的样子，张开双臂，快乐地说着："我会像小鸟一样，快乐地飞翔，快乐地生活。"

第二节　戏剧治疗的场景技术

架设场景，是戏剧治疗的基本技术和工作特色。在戏剧治疗中，场景是主角的生命故事现场，也是治疗演出的现场。导演根据主角的描述架设演出的第一场景并根据剧情的进展处置场景及对场景进行转换，通过提供一系列的现实情景，对主角探寻内在体验、澄清认知、实现成长产生切实的帮助。戏剧治疗的场景技术可以分为场景架设技术、场景处置技术与场景转换技术。

一、场景架设技术

导演根据主角的叙述，将主角带进具体的某一个时空，需要借助架设场景的方法来达到，目的是期盼主角将"彼时彼地"所发生的故事能在"此时此地"重演。莫伦诺（1975）指出："在心理治疗中，戏剧治疗首先提出'空间'这个想法，戏剧治疗是一个以行动为中心，并尝试着将自体生命中各个向度都整合起来。当一个个案走进治疗空间，我们会坚持要将即将发生的场景，很详细、很清楚、很真实地雕塑出来——这个场景平面与垂直的向度、里面的物品、物品的距离以及各个物品的关系。"场景架设好以后，要让主角成为场景中的一部分。通过观察主角设置的场景中的不同元素，如黑纱、窗台、画像等，可以了解主角心里隐含着的东西，内在所压抑或赞赏的是什么。莫伦诺相信每一个人都能对另一个人起到治疗作用。戏剧治疗团体过程所产生的互动，是通过在团体成员之间营造相互信任、关怀、支持和互助的气氛，使得每一个人较愿意将不同的观点呈现出来，愿意接纳来自不同方面的意见，了解处理不同问题的思考模式，从而消除自己的盲点。

（一）架设场景的决定

在戏剧治疗中，架设场景的时间长短是不一样的，有些剧情需要有相当的时间来架设场景，最长的可以是十几分钟到二十分钟，而另一些剧情则只需要很短的时间，大约在二三分钟之内，架设场景的时间主要由导演把握。

【举例】

小刘与朋友的关系上有一些误解，这让小刘很难过。他们发生争端的地方是校园的一个角落。

导演：能告诉我你们在哪里争吵起来的吗？

小刘：在校园的小亭子里。

导演：好，让我们看看亭子里有什么？

小刘：石板凳，但我们是站着的。

导演：让我们就拿这里的凳子，把它们围起来。你们两个人就站在里面。是吗？

小刘：对的……

就小刘的剧情，导演只用了三分钟的时间设好了景。余下的时间大都围绕探讨小刘与朋友之间的故事。

配合剧情，导演会比较周密地架设场景，在架设场景的过程中帮助主角更好地暖身，把他从"彼时彼地"带入"此时此地"而快速地入戏。当主角叙述时，如果情绪波动较大，导演应该带领主角仔细架设场景，从而增加主角的行为动作，缓和剧情的发展速度，让主角在情绪稳定的情况下走进剧情中，在"此时此地"重新体验"彼时彼地"的感受，领悟其中所发生事情的经过，学习认知与行为的重建。

（二）架设场景的步骤

1. 设定舞台

20 世纪 60 年代 Jim Enneis 进行警察问题应对训练场景戏剧治疗要设舞台的目的是需要有一个指定的地方，让参与者演练各种人生的角色，尝试各种特殊的事情，呈现"真实"。舞台的划定是戏剧治疗架设场景的第一步。在有些剧场中，本身就已经设定好舞台。但在团体辅导室，大都需要用某一种方式来设定台上与台下的界限。划分界限的方法有许多，可以是由导演带领主角在中央走一圈划出一个范围；也可以充分地利用辅导室中的各种造具，如椅子、靠垫、坐垫等划出一个范围，也可以运用光分出舞台的上下，灯光所照时的光亮处便是舞台。正如吴就君所说，心理场是一个房子；一个客观存在的场所；学习行为的地方；人们可以在舞台上直接训练自己；学习自己和他的生活；把内心短短的舞台带进他的生活，实践它，那么他就学习到了。

2. 倾听描述，设定方位

导演通过简单的询问，配合一些道具的应用，了解主角需要布置的场景。导演透过主角的描述，具体而又细致地与主角设定剧景，使得在场的所有人，包括导演与主角都能渐渐地有一种身临其境的感觉。

导演：你的卧室里摆设着哪些家具？

主角：我的卧室里有床、床头柜、沙发和电视柜。

导演：这里有一些道具（导演指着放在一旁的坐垫、靠垫和椅子），你可以用它们把你的卧室摆设出来吗？

主角开始用道具摆设他的卧房。

导演：床靠在哪一边？沙发呢？

主角：床靠东面墙，床头柜在它的两边，它的对面是沙发，左边是电视柜。

导演：卧房的窗朝向哪里？

主角：朝向南边。

通常情况下，导演要帮助主角仔细摆设任何物品，包括这些物品的方位。尽可能地呈现出一个"真实"的地方。不同元素的摆放，隐含着主角内心的某一种情结，它是需要在戏剧治疗中宣泄的部分，因此，是主角格外重视的。同时，细细品味主角架设场景的行动方式，也给导演、辅角以及观众充分的相关信息。使在场的人都能认识"真实"环境，主角在"真实"中展示自己的行为，纵使是"错的"，对当事人而言，是他的"真实"体现，并学习新的处世方式。

3. 配合感官，做更多细节上的陈述

在引导主角架设场景的过程中，还要不断地了解主角的感受性，导演需要有敏锐的直觉。因为戏剧治疗场的重心实际上就是希望主角在此时此刻了解自我的感受，学习新的行动模式，提升自我。

导演：清晨，你在窗前看到什么？

主角：我家的窗户正对着小区的广场。

导演：好，这边就是窗（导演拿了一些凳子挥起来充当窗子），你站在窗前看到了什么？

主角：看见小鸟在飞，好像在唱歌。

导演：小鸟在飞，你能学一下吗？它们在唱什么歌？

主角这时就在舞台上学着小鸟飞的样子，绕着舞台跳着，嘴里还唱着"小燕子……"

此时，导演希望在场的成员都一起来哼这首歌。在大家的齐声吟唱中，看到了主角的快乐与满足。

4. 找一件有代表性或有象征性的物品

在主角叙述中，常会发现有一些物品是主角非常在意的。导演要把握

好，因为这些物品对主角来说，可能有其内在的含义。有些代表了对某一重要人物的思念或情怀，有些则是主角的支撑。

比如，一位早年丧夫的母亲，她与儿子的交流出现不畅。在她的叙述中，常提起挂在家中墙上的一张照片。导演会问关于那张照片的细节。比如，什么时候拍的，当时在哪里拍的，儿子当时几岁等。这张全家照成了这位母亲的依托。导演会找出一个道具当照片，这位母亲立即抱着照片失声痛哭。

5. 设定时间

在指导语中，导演会把呈现的时间等细节资料交代得非常清楚，而且通过一些提问，使得主角把"彼时彼景"带到"此时此景"中。

6. 重要人物的呈现

在假设场景的过程中，细节场景假设好之后，主角开始面对他所设定的人物。当导演在资料的搜集过程中捕捉到与主角有关的重要人物时，会不断地提醒主角，这位重要人物是准，能否在团体成员中找到一个人来充当剧情中的重要人物。辅角在主角的叙述中，同样得到了一些关于主角的信息，在主角设景的过程中也得到暖身。

（三）架设场景对主角、导演、参与的成员各有不同的意义

对导演来说，架设场景可以让导演充分地了解主角希望表达的意思。通过架设场景的过程，导演能收集到许多信息，不仅是语言上的，而且是透过观察主角的非语言动作了解主角细小的情感表达。导演还可以一边架设场景一边与主角沟通，达到暖身的最佳效果，更进一步获得有关线索。

对主角而言，设景的最大功能是帮助主角全身心地投入有关事件的情境中，如同身临其境一般，在"真实"的情境中，引发主角的情绪，重新体验曾经发生在生命中的故事。对主角来说，逼真的设景是极为重要的，它能够帮助主角在逼真的情境中入戏，从而引发真实反映，了解心结所在。

同时，主角在逼真的场景中，练习各种应对的新方法，这是主角行为练习的最好场地。

对观众和角色扮演者而言，架设场景可以出现视觉效果，不至于枯燥无味，使观众产生参与的兴趣。一般来说，观众透过主角身心的演绎，会

感触很深，达到虽不上舞台，但身心同样受到感悟的效果。对扮演角色者来说，设景能帮助他们尽快地进入到主角所期盼的人物中，自然地投入角色及演出。

【实例】一场戏剧治疗场景的设置

晓丹在导演的引导下，把自我的表述用场景的方式表达出来。导演根据晓丹的叙述，带领主角进入到她所描述的场景中。晓丹有幸福的小家庭，快要做母亲的她却发现近日里时常被噩梦惊醒。怀着恐惧与担忧，晓丹表述了自己的困惑："在我的梦里时常见到我的母亲，她在很早的时候就离开了我……"

导演：晓丹，让我们一起把你在梦中见到你母亲的场景摆设出来，舞台上有一些材料可以帮助你架设场景。

晓丹：那个地方很黑。

导演：可以用黑色的纱布。你觉得怎样？应该如何摆设呢？

晓丹：在四周，全是漆黑一片。

导演需要几位观众上舞台来协助布置，按照晓丹的要求，协助者把黑纱举起来围成一个正方形。

导演：晓丹，你站在哪里？

晓丹：我站在这边，好像我的身后不是很黑。

导演：好的，那我们把这一边拆下，这样可以吗？

晓丹：对了，就是这样。

导演：在梦里你看到了什么？

晓丹：我的母亲。

导演：她站在哪里？

晓丹：我看不清，好像是在黑纱的后面。

导演：好，那母亲（辅角）请站在黑纱的这一边。

戏剧治疗的场景在晓丹与导演的互动中产生了。一旦剧情具体展现时，主角、导演以及观众可以透过真实的场景感受到在"此时此景"中发生了"彼时彼景"，使得戏剧治疗能够超越时空展开。

二、场景处理技术

在戏剧治疗的演绎过程中时常感觉到主角会因事件发生的时间缘故，

把剧场中的所有参与者带入到另一个时空，感受到"彼时彼景"的心灵震撼。对于我们曾经有过的经验，在我们的记忆里会留下深刻的痕迹，对未来的憧憬也会在我们的想象中盘旋。因此，我们每一个活在"此刻"的个体，对过去与未来其实只存在于我们的意念之中。心理治疗在帮助来访者面对过去的回忆或未来的憧憬时，需要意识到干扰来访者的是此刻面对过去或未来的态度，而非过去或未来的事件本身。

在戏剧治疗以行动方式进行治疗的过程中，导演可以根据主角的叙述以灵活的方式把过去场景或未来场景淋漓尽致地展现出来。一般来说，戏剧治疗中的每一个场景总是有其相关的时间，主角也总是在某一个特定的时间中表述自己的问题。不同戏剧治疗场景的运作有其各自不同的意义和功能。

（一）过去景

在戏剧治疗场里，导演常会根据主角的表述，设立一个过去景。在架设场景的过程中就已把导演、主角以及观众带入到一个属于过去的时空中，并在那个时空里接触主角记忆中的经验。就戏剧治疗来讲，设立过去景可以达到以下一些目的：

1. 在过去景里了解行为习惯的来源

在戏剧治疗的演绎过程中，我们经常会发现主角所呈现的是一个不合理的观念或一个不十分适宜的行为模式。在过去景中常常能发现这个观念或习惯的最初源头是由经验与习得而来的。例如，在大学里，小李经常一个人往来于教室与寝室之间，不知道如何与同学交往，而且非常敏感。当问及他对此有何感受时，小李茫然地看着导演一言不发。可以看得出，小李内心有伤感的情绪，但在行为表现上却不知如何是好。在戏剧治疗中，当与小李一起走入他的童年时，就会有机会探讨他小时候在怎样的环境里成长？他与家人的交流模式是怎样的？诸如此类的一系列问题。

原来，他的母亲时常会与亲戚、邻里为一些小事争吵，父亲总是退缩在后面。他从小的玩伴就是自己的姐姐。主角常常看到自己的母亲与邻里争吵的情景，这让主角感到非常伤心，他不希望自己的母亲被别人在背后议论和说闲话。于是，这一幕幕的场景经常出现在主角心里，让主角觉得他以后要避免与人多交流，免得有一些不开心的事发生。久而久之，在幼年时期有的人际沟通挫败感导致主角在人际交往方面的退缩行为。

2. 在过去景中处理未了的事件

一旦主角有一个过去曾经发生的却没有充分的体验或没有完成的事件时，在过去景中，主角就能够重新回到事件发生的"当时"，疏解被堵塞的情绪，并有机会以不同的方式来处理，便于宣泄属于过去的情绪和用不同的方式来应对过去的情境。

比如青，她原本有一个幸福的家庭，但先生却因事故而离开了人世。几年后，青带着儿子嫁给了现在的先生，不管现在的老公如何对她好，在青看来总是有很多不满，她把这种不满的情绪埋在心里，全身心地投入到自己的工作中。她原以为这样的生活是可以过的，但却不自觉地常常把自己的情绪带进了工作和家庭生活中。

导演把青的场景拉回到了过去，拉回到与前夫见面的时空中，当青在剧情中"见到"自己日思夜想的前夫时，情感的闸门一时无法控制，倾泻而下，再也忍不住了。她痛哭着，不断地问自己的前夫（辅角）："为什么就这样离开我和儿子？为什么不好好照顾自己，当我离开你时，你却出了事故离我们而去？我带着儿子过着多么艰难的生活……"青的先生（辅角）也同样哭着对青说："我对不起你们，我也不想离开你们，但我的职责要求我必须坚守岗位……"通过过去景的演绎让主角青有机会表达自己对先生的思念，宣泄和整理以往的情感，重新面对新的家庭生活与工作。

（二）未来景

就戏剧治疗可以跨越时空的特点，在戏剧治疗中导演常以主角的情况而呈现一个未来可能会发生的事。未来景基本上是虚构的，属于超越现实的，导演必须在心中有明确的治疗目标，对主角有明确的评鉴之后才能设置。未来景的目标和作用：

1. 在未来景中预见行为的后果

当戏剧治疗进行到某一个阶段时，导演已经可以了解到主角的某些重复出现的行为模式时，就设置未来景。目的是让主角已经出现的行为模式继续延伸到未来，以了解在生活中可能会带来怎样的反应及后果。

2. 在未来景中进行行为演练或角色训练

导演设立未来景最主要的目的是给主角提供一个良好的机会来练习新

的处世模式。主角在虚构的场景中练习，其中包括许多细节上的问题。在未来景的练习过程中，其他成员也借此演练过程，学习到处理类似事件的态度和方法。主角本人则可事先在未来景中身临其境地去感受、承担压力以及学习应对。比如，主角在其主观上了解到父亲离开的无奈后，他尝试着希望见到离别十年的父亲。这时的未来景将起到一个非常重要的作用，可以提供一个很好的机会让主角来练习与父亲见面时的情境。辅角们会按照导演的要求，提出一些可能的预想问题让主角面对，通过演练可以让主角在见到父亲的时候能够很自如地面对。

3. 在未来景中满足某些渴望

导演通过未来景的设置，让主角深深体验到"彼时彼景"中曾经未能释怀的事情能够在"此时此景"中得以释放。例如，在剧里我们看到了主角玲珠虽然年轻时选择离婚是她最好的选择，但是思念女儿，不能时时相守，亲自照顾的内疚，一直是内心的伤痛。在未来景里，导演主导了一场玲珠女儿的婚礼，让主角在虚构的未来景里祝福女儿，表达自己多年来未能亲身照顾的遗憾和歉意。我们可能并不清楚将来玲珠是否真的会参加女儿的婚礼，但是，"有一天女儿将长大成人"的意念会带给玲珠希望和鼓舞。

（三）死亡景与再生景

死亡景可用于主角本人的"死亡"，或借着它让主角回顾他对重要人物的感受。在戏剧治疗场里，导演有时会根据主角的意向设置死亡景，让主角面对死亡的情境，使他获得一次心灵困扰的宣泄，达到稍微减少主角死亡的念头。当然，在一场戏剧治疗中可能无法完全根除主角自杀的念头，但却可以转移为对导演的依赖，相信导演可以借着个别的治疗协助主角"走出死亡"。

在考虑设置死亡景之前，导演要清楚地知道主角本身或相关的重要人物，探讨主角与他人或他人彼此间情感的关系。在想象死亡情景时，为了了解或澄清主角的某些情感上的问题，导演要询问主角如何死去、感受如何，有谁在旁边，临行前的告白，以及其他有关问题。最后，导演要把死亡景移到再生景中，让主角体验到应该如何解脱死亡的念头。

【实例】死亡景的再现：芳的故事

剧情：芳再也无法容忍自己先生对她的冷漠与不关心，决定以死来回报他。

导演：经过戏剧治疗专业培训的心理咨询工作者1~2名。

主角：通过暖身由团体选出。

辅角：由主角选择的辅角，扮演主角的丈夫。

舞台：设计与剧情相符的场景，能容纳演出活动足够大的房间（团体辅导室）。

演出过程：

1. 暖身

导演带着主角在舞台上一边走一边了解剧情。

导演：你想自杀？

主角：是的，我不想活了，反正我的存在对他来说都是无所谓的。

导演：你打算怎样死？

主角：煤气。

导演：在哪里？

主角：在自己家的厨房里。

导演：好吧。这里就是你家的厨房，你怎么做？

2. 演出

（1）架设场景

主角把自己打算自杀的行为在戏剧治疗场里演示出来，在场的所有人都屏住气，目睹着主角，一阵心酸与惊讶。"我回到家，走进厨房，打开煤气，躺在地上"主角一边说一边做着。

导演：你先生回来了，会怎样？

主角：他会直接到客厅，一直都这样的。

（2）角色替换

导演让主角扮演她的丈夫，演出她的丈夫回来后将会发生什么事。

丈夫（主角）：啊！今天好累，看看报纸有什么新闻。……唉，老婆大人呢？［丈夫在家里四处寻找，在厨房看见妻子（替身）躺在地上］老婆，怎么睡在地上，快起来（用手去拉，发现没有反应……遂痛哭）你怎么可以离开我，快醒过来。我也不活了。

（3）辅角出现

这时导演让辅角上台扮演丈夫的角色。主角躺在地上，演回妻子角色。

辅角（丈夫，放声痛哭）：老婆，你别离开我，你走了，我也不想活了！……

（主角听到丈夫如此痛哭地呼唤自己，丈夫对她的渴望让主角感动）

主角：我为什么要死！好了，我不要这样了。我不想让你难过。

（主角与丈夫抱在一起，诉说着自己的不快乐）

（4）结束死亡景

导演走近主角，拉着她的手，问道：你现在怎样想？

主角：我不想死了。

（5）未来投射

学习新的行动方式：

导演：那你将如何面对以后的生活呢？你的先生或许还是很忙，没有时间陪伴你，你将怎么办？

主角：我知道他不陪我，是因为他的工作很忙，而不是不在乎我。他很关心我。我不该这样的，我会重新安排我的生活。

导演：你会做什么？

主角：我可以读读书，找朋友聊天，给先生烧一些好的饭菜。

导演：芳，现在是早上，阳光明媚，你会干什么？

主角（走近窗前，好好地吸了一口新鲜空气）：啊！多美的一天！我要好好地享受现在的生活。

3. 分享

辅角（扮演丈夫的）：很感谢有这样一次体验，我在家中也时常埋怨老婆不体谅自己，觉得老婆的唠叨实在很烦，有时真的还不想回家面对她。通过角色的扮演，真正了解到老婆的需要，回去后，应该好好地与她沟通。

观众1：太感动了。我常不体谅对方，彼此有了摩擦。谢谢主角让我知道应该如何去面对我的家庭。

观众2：我曾经有过离家出走的经验，但我发现这不是一个很好的解决问题的方式。既然彼此相爱，我学会了如何正面地面对。

一场死亡景和再生景就这样在戏剧治疗里演绎。当观众和辅角们目睹这一切时，感受生命的意义所在。主角在获得团体成员的分享与感受后，也增加了对自我的认同与自信。

三、场景转换技术

与其他心理治疗不同的是，戏剧治疗是一个可以跨越时空的工作方式，而且治疗者还能够巧妙而又有意识地选择在时空中交替运作，从而实现某些治疗效果。伊兰·高门（Elaime Goldman）提出的"螺旋治疗模式"，特别显示出在不同时间之间的连接重点。需要说明的是，此模式与 Katherine Hudgins 创立的戏剧治疗——螺旋治疗模式（Psy. drens Thenpuice Soiral Moded，Tsn）有所不同。螺旋治疗模式（Toy）是针对有创伤经历的人在构建安全包容模式下通过表达创伤经验、修补行为模式和重整未来处理的创伤素材，寻找自我内心、心理和精神的多重力量，重新回到现实，寻找新的生活意义并积极创造未来。而伊兰·高门提出的螺旋式戏剧治疗可以理解为主角在不同生活场景演出片段中剧情串联，展示主角行为的内在一致性并拓展问题应对的可能性。

这个模式基本上是以目前所困扰的主题为背景，进入不久以前的过去，寻找在同一个主题下重复出现的行为模式，再进入久远以前的过去，以便探讨到有关习得的源头，最后再回到目前现实生活的情景中，学习不同的应对方式。在这个戏剧治疗的模式中，时间的安排是由现在到过去，再到更久远的过去，然回到现在；在心理的层次上则是由浅入深，进而进入到人格的核心，然后再回归到目前的困惑中，以便寻求行为的改变。由此看到螺旋式戏剧治疗的特色是由现在转为过去，再转回到现在的时间循环，以及由问题的表层转入人格的核心，再回到问题表层的处理过程。

下面是一个串联不同时间的螺旋式戏剧治疗的例子。该例子来源于王行老师的《戏剧治疗本土经验》一书中。

【实例】螺旋式戏剧治疗的本土经验实例剧场流程摘要记录

剧情：主角正面临一个选择，不晓得要不要离开丈夫的公司，不再做他工作上的助手。

导演：经过戏剧治疗专业培训的心理健康教育咨询工作者 1~2 名。

主角：通过暖身由团体选择出。

辅角：由主角选择的辅角，扮演主角的丈夫、学长、父亲。

舞台：设计与剧情相符的场景，有足够大的房间（团体辅导室）能容纳演出活动。

观众：热衷戏剧治疗的心理指导老师。

演出过程

1. 暖身

导演带领主角在舞台上环绕着走着，细听主角的陈述。

导演：当他怎么做或怎么说的时候，会让你觉得非常不想再继续为他工作下去。

主角：在办公室里，我拿个报表给他看的时候，他的反应……

导演：做给我看吧！

2. 演出

架设场景（1）在办公室内，主角的先生与主角对话。

丈夫（主角扮）：这个报表只要我看得清楚就好了，你做这么仔细干吗？拿去重做！

（导演由此得到一个信息就是：丈夫非常严肃、挑剔，而且并不欣赏她的才能表现。）

导演：除了办公室，在什么地方会让你有类似的感觉？（引入下一景）

主角：在车上。

架设场景（2）在车上，主角与丈夫的对话。某日，主角与丈夫开车回家，主角兴高采烈地想与丈夫分享一些心得，驾驶座上的丈夫只以冷漠的"哼""哈"回答。

主角：为什么你对别人好，而对太太这么冷淡？你以前对我不是这样子的，你在别人面前好像是另外一个完全不同的人，既热情、又风趣（主角似乎认为丈夫是有选择性的，唯有对她才这样）。

主角进一步提到大学时代的林学长某日在路上遇到她丈夫，指责他不应该让主角在家里。导演让主角扮演学长（引入下一景）。

学长（主角扮演）：你怎么可以让这么一位能干的女人待在家里？！她以前多优秀，你这个男人真自私！把一只美丽的蝴蝶囚困在瓶子里。

架设场景（3）大学时代。主角回到大学时代，周围围绕着一群人，包括林学长、同学，大家对主角都是一片赞美声。导演让主角的替身站在中间挥舞着黄巾象征荣耀，并接受掌声和赞美。此时，主角站在一旁观看此景（具象化技术）。主角感叹，其实这女孩只是尽力扮演好她的每一个角色而已，她丈夫却不容许她发挥出她自己。

导演让主角演一只蝴蝶，象征她大学时代的风光与赞美，蝴蝶就飞呀飞，耳边响起优美的音乐，主角舞着舞着……最后，导演引导她飞到事先准备好象征限制发展的大黑布中。

架设场景（4）导演设计出的一个隔离景。主角飞近大黑布后就哭了。导演将在前几个景中了解到的丈夫对主角的态度浓缩成几句话，请扮演丈夫的辅角说出来。

丈夫：我只要你照我的期望去做，不可以做不到，也不可以做得太好。

主角：（在大黑布里大声哭，骂丈夫）你是故意的……

导演：在你更小的时候，也有人曾经这样待你，让你有这种被要求又被控制的感觉吗？（导演试着引入过去）

主角：（愤怒）没有！从来没有！

导演：没有？从来没有过？来，告诉你先生，你以前的日子怎么过的。

主角：不要，我不要！我不要告诉他，他已经知道了。

导演：他知道你十七岁的经验，或许他还不知道你七岁的经验，我们带他去看看更早的时期（引入早期几年经验）。

此时，将黑布掀开进入第5场景，也进入更早的岁月和主角更深的内在。

场景架设（5）主角小时候的生活场景。导演请替身置身于家人的环境中，每个人都很喜欢她，也很欣赏她，像只蝴蝶一样。

导演：是这样子的吗？

主角：不是这样的。其实自己是个很安静、做很多事的人，会主动把厨房刷洗得干干净净。父母很少吵架，妈妈是个顺从的女人，但很爱比较，让我觉得压力很大。家中还有一个弟弟，弟弟很调皮，但我要求自己容忍家中这一切，我要求自己乖巧。导演请主角跪下来做家务，而所有家人的手都放在她的头上。

家人：我们喜欢你，但你要乖。

主角：我最在意的是爸爸的手。

导演要其他人放下手，只剩爸爸的手压在头上。

爸爸（辅角）：你要乖，我最喜爱的是你。

这时，导演请主角出来观看此幕再回去扮演以核对自己的经验，最后主角同意爸爸跟她的关系正如同几位辅角以身体姿势所呈现出的情况一般。

架设场景（6）在此景中导演运用了多重替身。导演引导主角再回到现在的自己（替身 1）的位置，开始吐露被先生冷落的心情。

主角（当主角接触到先生背对她的身影时）：你为什么都不看我？为什么你不理睬我！

爸爸（辅角）：乖，要忍耐。

接着，爸爸和替身Ⅱ（主角小时候），丈夫和替身Ⅰ（现在的主角）形成两组具象呈现在主角眼前。

爸爸：你要乖，我很喜欢你。

小时候的主角（替身Ⅱ）：爸，我会很乖而且符合你的期望。

丈夫：（背向主角）你按照我的意思去做。

现在的主角（替身Ⅰ）跪向丈夫说：我会按照你的意思去做。

导演：因你的乖巧，得到了爸爸最特别的爱，但是用同样的方法去迎合丈夫的期望，这男人却似乎无效，没能给你爸爸那样的爱，可能连二分之一、三分之一都没有。

导演请替身Ⅰ跪在地上，丈夫、爸爸及替身Ⅱ围绕在替身Ⅰ身旁（以呈现自己对自己的态度也可能包括在压力之中）

丈夫：照我的期望去做，不可太多，也不可太少。

替身Ⅱ对替身Ⅰ：不可表现太好，要收敛、含蓄。

爸爸：女人要忍耐，要乖。

（此时，主角大哭）

主角：我不要这样做了。我不要再这样生活了。

导演请爸爸及丈夫离开，只剩主角的替身Ⅰ坐在地上。

主角：（过去抱住替身）我要爱你，我以后不要再这样子生活了。

主角抱着"自己"哭了很久之后，再度回到她的生涯主题。导演用两条布铺成两条路：右边的路上，丈夫如水泥塑像般冷漠地站在那里；左边路上是爸爸和主角小时候。

导演：左边那条路是你内心深处，盼望拥有一份如同与爸爸之间的甜蜜关系。

主角：点头。

导演：而右边是你和先生目前的状况，看来他似乎不容易改变。

主角：我不要再回到以前那种生活方式了！

导演：倘若左边的梦想仍存在，却很难实现，右边的路又不是你要的，是否还会有第三条路可走？

导演拉一条黄布在爸爸和丈夫之间抖开，出现了第三条路。

主角：我要走第三条路。其实，我已经站在第三条路的起点了，我知道怎样照顾自己，我要做自己，不要折磨自己。

导演（总结）：你可能要花一些时间去分辨，我相信此刻不是做选择的时候，但是，出现在你眼前的具象化的这三条路，或许会留在你的心中，作你分辨考虑的一个图样、一个参考。

主角：我明白了。其实我最近的想法也是这样，今天的过程让我更明确。我不要离婚，但也不再梦想得到父亲般的爱护，我不要再用可怜兮兮讨好他的方法，我的第三条路是照顾自己、发展自己。

剧终：在这一刻，主角美丽而成熟的脸上似乎抹上了不同的色彩与光泽。

3. 分享

辅角（先生）：我觉得我自己好虚伪。

辅角（爸爸）：自己虽然还没有当父亲，可在角色扮演中深深了解到一位父亲的言行会对儿女有何等重要的意义。

辅角（学长）：很为主角抱不平。

替身Ⅰ：在我的生命中也会有类似的经验，总觉得自己要做得更好，才能让家人因我而自豪，自己其实挺累的。既然是家人，就应该理解彼此，我相信如果把自己的难处向家人讲了，他们会理解的。毕竟，家人是这个世间最亲近的人。

替身Ⅱ：我理解了我的女儿。有时也会对她期望很多。孩子永远是被动的。

观众1：我的感觉是我要有自己的权利保护好自己，善待自己。

观众2：在家中，我也时常与先生争执，在他眼里，我总是把事情搞砸，我的婆婆对我要求也很高，我真的受不了（放声痛哭）。

4. 审视

在整个剧中，导演应用了螺旋戏剧治疗的模式并运用替身等技术，把主角所呈现出来的问题，按照时间的顺序由现在到过去，到更久远的过去，再回到现在，以寻求新的行为方式。引导主角用学到的新行为模式来看待过去的自己和现在自己的状况，了解如何面对自己的丈夫和父亲。

在这出剧分享的部分中，有一名观众因这出剧主角的问题而引发出她的问题，导致她情绪的困扰，导演因她的问题而又导下一出剧，这一观众便成为下一出剧的主角。

第三节 戏剧治疗的行为训练技巧

戏剧治疗角色扮演技巧的训练目的在于促使参与者尽快进入角色达到暖身的效果，以帮助导演抓住剧情的主题并让主角更清晰地了解其问题所在，同时可以扩大意识范围、增加角色背景达到情绪的宣泄和感受辨识。

在剧情发展的过程中，导演不仅要帮助主角整合其不合理的感觉，以决定他可以做哪些事情，更重要的是帮助主角寻求更好的行为反应模式。这也是戏剧治疗的主要工作之一。所谓"有能力处世"指的是面对有压力的情境时，能以有效的行为模式反映出来。例如，当同学不断嘲笑自己的时候该如何面对？主角与父亲的相处之道是什么？来自贫困地区的主角如何面对生活的压力？一般在暖身和演出后，主角已恢复他一般性的平衡状态，借着主角培养对自己问题处理的能力，在团体的支持下重建其自我防卫机制，以及处理修补内心和进入现实生活的问题，导演开始了主角的行为练习。

行为练习的目的在于能实验各种可能的新行为。确保主角在有绝对"安全保障"的情境下进行，而且对于那些尝试性的行为效果要有回馈，让主角有更宽松的时机不断练习直到相当满意为止。这些对主角来说是非常有帮助的。行为练习的第一步是以暖身和动作演出的方式开始，一旦主角和辅角进入表演的情境中，导演就可以对主角的行为给予回馈。导演可以问主角对自己的反应感觉是怎样的？是否需要尝试其他的方法？导演也可以问团体的成员，他们观察到什么，或有什么建议？

更进一步，导演可以邀请团体成员说明他们将如何处理正在演出的情境。例如，在与男友的沟通上出现冲突时，导演逐一邀请团体成员上台演绎主角的情感冲突，让主角透过替身的扮演知道在与男友的沟通上还有其他的行为模式，不至于让自己的情感走入困境。导演有时还通过角色互换的方式，帮助主角扩大行为训练的模式；有时候可以让辅角按照主角所表演的再演出一次，这样可以让主角知道他的那种行为可能会给别人造成怎样的感受。

在行为训练中，导演也时常应用镜子技术，即让主角先离开演出的情境，站在一旁观看辅角如何重演他的行为。导演可以询问团体的意见，辅角演出是否合乎主角当时表现的样子，如果团体觉得辅角演得不像，就再给他一次机会重演，修正他的行为，或叫其他觉得自己可以胜任的人上台演出，最后主角再尝试演出。导演一般都会鼓励主角重复地演出直到主角觉得很适合自己的个性，而且又适合环境要求为止。

对于需要用另一种行为方式改变自己而又感到困惑的主角来说，导演可以先让主角尝试"自己认为最不好的行为反应"，或者可以要求主角表演与自己习惯性行为模式完全不同的行为。比如，对一个从来都是毕恭毕敬般的人，那么让他扮演一个玩世不恭、自作主张的角色，或者时常演一个喜欢与人作对、时常挑别人毛病的角色等，都对主角是一种冒险经验的尝试（都是被要求做的）。对主角来说可能会发现一些新的行为特性是他希望在改变原有的行为方式中所期待的。例如，在团体课堂上，某一个学生总是表现得唯唯诺诺，在一场心理情景剧里，导演让他扮演了一个极有叛逆心态的人。

在演绎完与自己品性完全不同的角色后，主角了解到在与人沟通的时候是可以表达自己的见解的，不会造成对他人不好的影响，从而增强了主角的自我认同感。

当然，还有一种是由导演提出一个特定的行为模式或动作来演出，如试着主张你自己的立场，以双手手掌向下的方式，而不是以双手手掌向上，好像乞求姿势来回答你的母亲的问话。在戏剧治疗的演出中，让主角自我了解是最主要的目的。因此，首先要让主角了解自我的感受，疏通主角的情感疑惑，探讨了主角内在的情绪意义后，再进行行为的操练，才是上策。莫伦诺说过，进行演出在先，行为训练在后，我们必须先让主角有动作表演的满足感，才能考虑做行为改变的再训练。

行为训练大致有以下一些类型：

（1）专业技巧训练。会谈、咨询、支持等方面的技巧，都可以用角色扮演的方式训练。例如，导演问主角：当她提出与你分手，你会如何面对？

主角对辅角（女友）说：我极力挽回我们的感情，但现在看来已经不可能了。我知道我会有一段难过的日子，可我相信自己可以走过去。

这是一场感情纠葛的剧情，主角在女友要求分手后，不断地希望女友与其和好而未果，从而造成对自己的一次次伤害。主角在团体成员角色训练的过程里，看到了自己的盲点，终于了解和学习到自己应该如何面对。

（2）自我肯定训练。这是临床心理学中行为治疗法的一个非常重要的方法。例如，如何在公众场合表现自己的才华？如何面对朋友缠绕不清的压力？如何提升自我的阻抗能力？通过自我肯定的训练可以帮助那些容易害羞、拘谨的人学会刚强一点；同样可以帮助那些具有戏剧化、歇斯底里性格的人变得收敛一点，表现出较为合理适当的行为模式。

（3）减敏感法（系统脱敏法）。在具有支持作用的剧场中，对一些容易惊慌、紧张的人来说，导演会不断演出让人焦躁的情境，从而达到由习惯化而减轻主角的回避心理和逃避行为的目的。在这一点上与沃尔普（Wolpe）的"相互制约"和"反制约"法一样，主要针对恐惧症和其他心理问题的治疗。

（4）角色练习。通过角色转换的训练，能够面对旧的情境产生新学习的行为方式与对应。在戏剧治疗的整合过程中，导演运用一些角色的练习，对于主角的困惑提供领悟的机会。

（5）自发性训练。在戏剧治疗场里透过导演的指导，可以让团体成员有机会扩展自己想象的角色，从而增强他们对各种情境应对的能力。例如，在剧场的开始，导演会要求团体成员就某一个话题来演出，要求成员分别尝试扮演其中的某一个角色，在角色的扮演中使得成员能够自发而又风趣地展现自己。

各种形式的行为训练对问题的解决都是有帮助的，只要在"安全保障"的情境中作尝试性的演出，然后对适当的行为反应给予支持和提升是很有意义的。

第七章　戏剧疗法的治疗进程及目标

　　总体上看，戏剧治疗是一个复杂而充满创造性的过程。即便如此，操作过程中仍可根据时间和事件的演进将治疗大致分为前后相继的不同阶段。每一个阶段对应着治疗师需要关注的核心目标，对应于各阶段的目标，分别有其更适用的技术方法。虽然戏剧治疗过程和技术大多能达到多重目标，但大部分技术只能强调某种目标。本章对戏剧疗法的实施过程进行观照，分析疗程进展中各阶段的不同目标，并介绍相应的适用技术。

　　需要说明的是，针对特定来访者和团体，各阶段的治疗目标也不是一成不变的。对于不喜欢事先安排治疗单元，而是根据具体情况自由发展技术的戏剧治疗师来说，根据不同阶段和目标尝试运用不同技术，将有助于他们选择运用合适的技术和介入方法。治疗师谨慎地考察每个团体的需求，结合治疗师本身的个性与优势，选择合适的技术，即治疗师所使用的任何技术都应当是适合来访者，同时也能为自己所驾驭自如的。戏剧治疗过程绝不是互不相干的技术组合，而是一个流畅衔接各种技术的渐进过程。

第一节　疗程初期的目标及主要适用技术

　　治疗单元和疗程初期的主要目标包括：情感表达、团体互动、肢体活动、信任、观察与专注。一般而言，戏剧工作坊或课程注重发展观察与专注力、感官意识与运动技巧。戏剧治疗的不同之处在于其主要目标是促进情感表达。在戏剧治疗的第一阶段，团体互动是团体治疗的核心。这个阶段最重要的是产生团体氛围及建立参与者之间的关系。各成员的肢体活动是促进情感表达和促进团体身份产生的基本手段，同时能够让团体充满活力和动力，从而营造一种轻松的氛围。建立团体信任的目标贯穿整个疗程，初期阶段的技术运用至关重要。观察与专注能增强参与者的专注力与存在感，是治疗阶段后期即兴场景中必不可少的技能。

大多数治疗单元初期的技术都至少有两个目标。例如，治疗师可能从运用肢体活动中的一种技术开始治疗单元，之后再运用情绪表达中的两种技术；接下来可直接转向治疗单元中期的目标。例如，性格与角色扮演。本章第一部分对情感表达的运用最为广泛，许多技术都是为了配合治疗单元和疗程初期的目标而设计的。

一、情感表达

戏剧治疗是通过戏剧表演手段表述内在心理事件，发现和解决问题，实现个体成长的过程。有效地运用戏剧手段是治疗活动展开的基础。团体成员能否自如运用口头及身体语言，准确而具体的表达情绪情感是治疗的成功关键，也是疗程初期的首要目标。戏剧治疗的初期阶段，通过暖身活动等环节，帮助没有表演基础的团体成员在安全信任的氛围中自如的表演、放松的表达，借助各类练习，去感受和体会戏剧语言的内在含义，激发自身的创造性与敏感度，高效地传达和接受戏剧语言内在信息。

莫伦诺认为，每个人都是天生的演员。来访者在戏剧过程中通过行动演出，再一次在安全的环境中经历过去的创伤，通过来访者的言语描述他的经历并且表达他的真实感受、新的体验，进而会伴随他修通情绪经验。这在中国文化中也具有特别的意义。在我们的文化中，一方面是贬低自我披露的观念，另一方面鼓励自制和约束自己的行为。来访者的一项主要障碍就是他们隔离情绪的自我防御机制，他们甚至没有觉察到自身有一些情绪，处理这种阻抗也是戏剧治疗的一部分，帮助来访者觉察内在情绪，只有当来访者尝试去辨认情绪的本质，才能够继续探索情绪的意义。因此，疗程初期，通过练习探索情绪表达的方法，重启自我的自发性和创造性，细致把握和深入感受表演语言中的情绪情感，才能为治疗的展开做好充分的铺垫。

（一）重复台词练习

戏剧语言来自日常语言，任何词语都可使用，从最简单的"是——不是"到更复杂的"救——不可以"；"想要这个——不可以"。这些简单直接的语言，几乎是每个人都说过的话。这种对话经常发生在亲子或者伴侣之间，通常会引发来访者的挫折感、需求、欲望和内在力量。在戏剧治疗中最常运用重复台词，它能缓解来访者对表演的焦虑，激发来访者技能，为其强烈情绪提供一个出口并强调关系与互动。一般而言，台词所包含的特定内容和情绪强度能引发无限可能性。

比如：

甲："我想去那里!"

乙"不可以!"

甲："求你了，真的想去!"

乙："不可以!"

甲：（恳求地）"我想要去那里……"

乙：（温柔地）"很抱歉，但真的不可以。"

甲：（绝望地尖叫）"想要去……想要去那里!"

乙：（打断并喊回去）"不可以!"

简单的对话却产生了富有力量的戏剧时刻。重复台词练习能帮助来访者把注意力放在表达、交流和情感上，无须担心接下来要说什么。来访者分成两人一组，每人要设特定的台词，并按照指示改变语调、音量和情感。这个练习所固有的模式能够帮助来访者更自由地表达情绪，台词的重复则能引发其更强烈的情绪。因此，这个练习是即兴创作理想的热身活动，之后治疗师可让来访者进行充满情感与冲突的戏剧表演。通过组合某些台词，治疗师可以来强调特定的个人或团体议题。例如，为探索成员在分离、失去、要求独立以及自主等方面的需求，治疗师可以设计"要走"和"想让你留下来"的对话等一些富有力量的戏剧场景，其中包含孩子第一次离家、共生关系及离婚等不同情景。

重复台词练习可加入肢体活动来发展并增强来访者之间的戏剧互动。例如，当你说"你不能拥有它"时，远离你的伙伴；或者你不愿意求他，但你真的想要，你就不要让他离开你的视线。这个练习的另一个自然发展是让来访者角色互换。练习结束后，小组成员在团体面前表演互动，有时，这是为来访者介绍表演概念的温和方式。此时他们可以在房间里自由走动、大喊大叫。演出片段通常具有独特性与娱乐性，能够激发来访者的幽默感、娱乐精神、表达能力以及强烈情绪。此外，道具的运用可增强紧张感。例如，说"我想走"的来访者拖走行李箱；"我能够做"和"你做不到"之类的台词能够帮助来访者确认自我肯定。事实上，两人可以说相同的台词。例如，在公开表演前的热身活动中，请来访者两人一组分别说"我很害怕"；几分钟后改为"我很激动"；最后大家一起说"我准备好了"。开始时，大家轮流说台词，后来变成一起说台词。

当团体分成两人一组参与练习时，整个团体都充满了能量。没有情绪变化的来访者在练习中突然开始表达情绪；孤僻的来访者开始变得充满活力；不习惯与情感联结的来访者开始感受情绪；经常被强烈情绪压垮的来访者在表达情绪时能做到自我控制。重复台词练习后展开的讨论通常会围绕台词所引发的情绪回应与联想。询问参与者对哪一边的冲突感到更舒适或熟悉，以及这些台词有没有让他联想到某一段关系，并引导来访者根据这些讨论进行即兴表演。若治疗师想让参与者自发地进行即兴表演，可要求其在投入重复台词的同时根据情绪变化引入其他台词，直到冲突与关系逐渐清晰才停止互动。对高阶的即兴创作者而言，即兴创作不但令人兴奋，而且能引发自我启示。

重复台词的技术可以变为团体重复台词。所有成员在房间里走动，当他们彼此相遇时，需重复指定的一句或两句台词。与重复台词的指示相同，成员需通过不同的音调或强度重复台词。治疗师可能会利用成员治疗单元开始时的真实感受。例如，"我很焦虑"或"我做不到"。重复这些台词几遍后，半数成员可用对应的台词"你做得到"做出回应，然后进行角色互换。所以重复台词技术在疗程初期可以有效地实现团体暖身并可能发展出团体议题。

（二）情绪相关技术

情绪相关技术包括情绪问候、情绪感染、情绪默剧、情绪雕像、情绪空间以及团体情绪等许多种类。

1. 情绪问候

成员背对背站立，带领者喊出一种情绪或态度，此时每人转身（面对伙伴）并以那种情感或态度跟伙伴打招呼。情绪问候在疗程初期让来访者有机会以互动和玩耍的方式表达和演绎感受。考虑到参与者在疗程初期很难维持并深入地进行戏剧互动，有时候或许可能会觉得尴尬。而这个练习则能帮助参与者活跃、快节奏地转变情绪（成员必须在保持背靠背时转变情绪）。为了延长非语言的互动时间，治疗师可要求参与者保持一定距离背对站立（而非背靠背），当带领者喊出情绪时，他们转过身并走向对方。一般来说，情感问候的下一个练习是团体情绪。

2. 情绪感染

一位成员进入表演区，开始通过非语言方式表达一种情绪。当其他成员感受到其表达的是何种情绪时，可进入表演区，直至所有成员都参与其中。成员可通过走路、手势、声音以及面部表情等表达情绪。这个技术适用于加入场景之前、团体模仿之后。

3. 情绪默剧

一人进入表演区，并通过动作、手势或面部表情无声地表达自己选择（或指定）的某种情绪，其他成员尝试猜测其正在表达何种情绪。参与者也可围成圈坐着进行情绪默剧，每人以默剧方式轮流表演一种情绪，然后其他人猜测其正在表达何种情绪。

4. 情绪雕像

所有成员在房间里走动，直到带领者喊出"定格"，这时所有成员如同雕像般静止不动。当成员熟悉了移动与定格的过程时，带领者会在定格之前喊出一种情绪，成员以表达这种情绪的姿势再次定格，直到带领者再次指示他们走动。情绪雕像的另一种做法是让一位或多位擅长情绪表达的成员维持定格状态。他们定格的肢体动作与极具表达性的面部表情创造出令人兴奋的戏剧意象，并创造一个"雕像画廊"。带领者"释放"（通过轻拍肩膀）一些成员后，这些成员在"雕像画廊"里闲逛并观察形态各异的雕像作品。有时，成员会定格成几种雕像或同一种雕像。情绪雕像的变式包括伙伴雕塑和雕塑场景。

5. 情绪空间

治疗师可把特定的情绪分配到房间的不同角落或空间，参与者选择的情绪状态可能代表其所呈现的某种真实或潜在的情绪。例如，不同的角落或区域可能分别代表生气、伤心或兴奋等。参与者可在不同角落里随意走动，或停留在自己选择的某个角落里，并清楚当自己进入某个空间时需经历或表达相应的情绪。情绪空间通过赋予物理空间情绪状态，为参与者提供安全感。参与者知道自己处于安全界限内，并可随时选择不同的情绪状态，因而能够更轻松地表达情绪。

6. 团体情绪表达

先将一位志愿者与表演现场隔离，团体其他成员决定表演某一种情绪或情感，或态度，或行为。待志愿者回到现场，成员通过语言和肢体动作表达这种情绪，直到他猜出成员正在表演的情绪。在治疗单元或疗程初期，参与者对戏剧表演感到压抑是可以理解的，而这个练习能大大减轻其压抑情绪。因为，首先，猜测的形式能给予参与者一种目标感，从而减少其自我意识的抗拒；其次，所有人都参与其中，没有来自观众的压力；最后，参与者可自由演绎真实感受，而不必扮演他人。当参与者在一定程度上感到自在时，治疗师可建议"猜测者"选择两人或三人演绎情绪。这种小组活动能帮助参与者进一步演绎情绪，并为后续即兴场景做好热身。

（三）模仿练习

接下来的描述旨在介绍模仿练习如何广泛与多样化地应用于戏剧治疗中。根据强调练习的不同方面，模仿练习可归类于情绪表达或观察与专注。一般来说，运用模仿练习的目的是帮助参与者表达情绪，特别是其中的团体模仿和伙伴模仿的变式，因此将模仿练习归于情感表达。

1. 伙伴模仿

成员通过模仿练习中的积极想象、戏剧角色扮演或肢体动作变成其他人，我想象不到还有什么方法比这个练习更能帮助成员同理他人。

传统的模仿练习是舞动治疗和戏剧工作室的核心内容，两人面对彼此站立，其中一人扮演带领者，另一人扮演镜像，后者尽量准确地模仿带领者的动作。戏剧治疗中的模仿练习大致可分为三个阶段：练习开始，治疗师需提醒带领者尽量放慢动作，以便模仿者更易达到同步。如果双方均能集中注意投入练习，一段时间后，模仿者几乎能预测或凭直觉感知带领者的动作。参与者在练习过程中保持眼神的交流，能够帮助参与者和面前的伙伴保持联系并加强彼此之间的联结感。伙伴模仿的第二阶段是双方互换角色。治疗师在尽量不打乱练习节奏的前提下温和地发出指示，带领者与镜像角色互换。第三阶段则是双方放弃角色，这时一人观察并立即模仿对方的所有细微动作，以至于从表面上根本分辨不出任何带领或跟随，有时甚至连他们自己都难以察觉。只有当参与者在前两个阶段都能达到同步时，才可进行第三阶段。

模仿练习是对内在专注力与感知力的训练，要求成员随时捕捉对方任何细微的表情和动作变化。当成员之间常见的界限逐渐消失时，一种富有力量的亲和感随之产生。模仿练习的另一个强有力元素是放大模仿效果。当两人（伙伴模仿）或者多人（团体模仿）同时模仿动作时，带领者会获得强烈认同。伙伴模仿中成员之间非语言的联结和沟通相当强烈，其缓慢且同步的肢体动作十分优美。平常内敛被动的来访者与他人产生联结，或通常兴奋异常与焦躁不安的来访者能高度专注地练习，会产生令人惊讶的效果。

从已有的操作经验中发现，相对于自我与他人界限薄弱的来访者，伙伴模仿技术对自我与他人界限很严格的来访者更加适用。在戏剧治疗中所做的并非是技术，而是过程。伙伴模仿是一个进入他人世界、产生联结、肢体表达和超越情绪状态的过程。

伙伴模仿也可以衍生出多种变式，如声音模仿、声音与肢体模仿、面部模仿、动作配音、情绪模仿、活动模仿等。参与者不仅可以模仿动作，还可以模仿声音、情绪等。这些练习鼓励成员发展、放大或延伸肢体动作和声音，通过声音和身体动作模仿表达强烈的情感状态，能帮助成员做好肢体和声音热身，在生理与情感上充满活力。或者通过做出细致入微的表情来表达自己的感受和态度。这些变式通常比完整的肢体动作模仿更亲密，更加要求参与者集中精神。

2. 团体模仿

一人扮演带领者，其他人模仿其动作并达到同步。练习开始阶段，治疗师可带领大家做动作，稍后，慢慢把带领者的主导权交给其他成员。带领者通过动作、声音或者语言表达团体成员可能正在经历的真实选择。

团体模仿大多运用于治疗单元初期，在戏剧治疗的尾声，团体模仿也可以用来帮助释放情景演出所引发的情绪。有时，团体成员的情绪很明显需要进一步表达或通过模仿自发地转化。作为带领者，可以尝试利用自己的潜意识来意象和表达团体的潜意识可能，信任直觉和模仿练习过程中成员的非语言回应，并让其情绪表达与转化自然发生。当团体成员达到一种联结状态时，带领者的主导意识会慢慢消失。在不打断练习的同时，可以让团体成员跟随模仿任何一位成员的身体动作或声音，最终形成一个流动的群体。团体成员的动作可能会在混乱与有序、不和谐与同步之间摇摆。

团体模仿也有许多变式，比如：（1）团体动作配音，一位成员通过动作、手势或面部表情以非语言方式表达不同的情绪，其他成员发出声音或说出一些词语来回应他的情绪。（2）带领者练习，一位成员站在其他成员围成的圆圈中心，试图找出每位成员技能动作的（预先决定的）带领者。（3）圆圈—模仿—转变，成员围成圈站立，一位成员在圆圈中开始一个可重复的声音和动作，并慢慢地转变声音或动作。当新的声音或动作固定时，将动作传递给下一位成员，这位成员迅速模仿声音或动作，依此类推，只有在圆圈中的成员与其选择的成员发出声音或做动作，其他成员只观看。

二、团体互动

通过各种活动促进团体互动，实现个体与团体的暖身是疗程初期的重要目标。一般地，团体活动可以同时实现暖身、分类等多重目标，有时团体议题以及主角也可以在此阶段产生。戏剧治疗实务中，常用的团体互动方式主要有：

（一）分类分组

当团体成员在房间走动时，治疗师发出指令："尽快找到跟你出生在同一个城市或同一个地区的人！"成员喊出自己的出生地，并询问其他成员出生在哪里，直到形成清晰的群组。每个群组说出他们来自哪里，这个过程不仅让成员与团体分享个人信息，而且还让每个人确认自己是否找到自己的群组。

其他分类问题的例子有：兄弟姐妹的数量相同的人、相同的排行、相同的生活环境、同一类型的工作、同姓的人（记住别人名字的好方法）等。也可以把需要思考的分类问题作为指令。例如，加入工作坊或这个团体的原因相同，或此时此刻的感受相同，但是这类问题会减缓成员移动身体的速度。有些分类适合某些团体，却可能会让其他团体成员感觉不舒服。例如，"相同的年纪"很适合儿童或青少年团体，但可能会让成年团体成员感觉不自在。分类分组能够帮助成员达到一种高度的团体互动，即使是孤僻的来访者也会参与其中。

游戏活动分组。组织团体成员共同参与简单的团体游戏，如"桃花朵朵开"，全体成员手拉手围成圈，约定游戏规则，治疗师与团体成员一问一答。成员边转圈走边问："桃花朵朵开，开几朵？"治疗师答："桃花朵朵开，开 3 朵。"成员按照指令迅速分成三组。成员问"桃花朵朵开，开几朵？"治疗师答："桃花朵朵开，开 4 朵。"成员按照指令迅速分成四组。以此类推，直到产生数量合适的小组。在此过程中，团体成员为寻找合适的小组会有肢体、言语上的接触。通过活动，可以并行完成成员暖身和分组两项任务。

这类练习不具威胁性且轻松愉快，最重要的是它能帮助来访者获得团体认同感。成员对与自己各方面相同的人非常感兴趣，无论是地域、排行的顺序还是喜欢的颜色等，组织者对这些信息也十分感兴趣，并因此留意到成员的各种文化差异。

（二）快速握手

成员在房间里走动并互相握手，带领者要求他们加快握手速度，同时用两只手跟别人握手，通常是一只手还没握完，而另一只手就开始跟另一人握手。进行快速握手不需要通过很多指令，治疗师只要带领团体并与成员进行互动即可。成员跟着带领者的指示加快速度，直到团体最后只剩下一个群组，这时带领者大喊："定格！"

快速握手的目的是让成员从语言和身体上达到高度互动。这个练习运用在大团体中最为有效，之后再进行能帮助成员热身的躲闪练习。当治疗单元的内容朝向情绪表达和戏剧表演发展时，为了让成员保持能量，可以运用情绪招呼。成员可在快速握手练习中尝试各种速度，包括慢速握手。

（三）"假装你是他"

两人一组，成员将自己介绍给对方，并做到让对方保持兴趣听完。跟平常略有不同的是，成员不用讲真话，讲话内容可以完全虚构，也可与真实生活相关。例如，讲述的故事可以是其生命中想要选择或向往的生活，代表生命中未实现过的部分。"假装你是他"中最引人入胜的不是那些异乎寻常或疯狂想象的故事，而是真实发生的事情，不只被听者觉得可信，说话者也会真实想象扮演那个角色的自己。说话者除使用真实姓名外，其他的一切（包括年纪）都可改变。练习开始前，大家无须太多时间准备，说话者最好不要有太多思考或感知，但允许成员自发地进行自我介绍。

"假装你是他"首先让成员互相自我介绍，接着每位成员根据对方的表情、反应或话语，对从伙伴的谎言中收集到的任何真实信息，以及任何对伙伴真实背景的观察或猜测做出反馈。最后，每位成员回应伙伴的反馈，并告诉对方自己的真实背景（与之前介绍的内容相关）。

通常工作坊和团体经验交流都从自我介绍开始。尽管倾听者可从中获得信息，但是因为说话者已经自我介绍过很多次，往往没有什么新鲜感了。再者，对于人数众多的团体，倾听者很难记住所有成员自我介绍的信息。在假装你是他的练习中，说话者可以不讲自己熟悉的故事，这对他们来说本身就很有意思。对于倾听者来说则更胜一筹，听到说话者的投射与幻想远比简单听到真实故事更能了解说话者。"假装你是他"为接下来的戏剧治疗做了微观示范，参与者可体验即兴创作虚构的事实，而不是表演不熟悉的人物，并通过想象与戏剧模式揭露自己的不同面向。

该方法适用于所有戏剧治疗单元或任何健康的团体。最好以分享有关成员的真实情况作为结尾。分类分组也能达到分享成员真实情况的目的，并适合作为假装你是他的后续练习。

三、肢体活动

（一）躲闪

1. 避开人

"走起来！"带领者发出指令，"现在走快一点，更快！现在跑起来，尽可能占据更多空间。你要占据整个房间！继续，请避开其他人。"

这个简单的练习能迅速调动成员的能量，即使是刚进房间时压抑、消极甚至不情愿的来访者都能积极参与其中。躲闪其他人是这个练习的重要内容，成员按照指示避开其他人。而事实上，成员的近距离接触和碰撞能够促进团体互动。带领者所发出的尽可能占据更多空间的指令，成员通常很乐意收到"变得贪心"的指示，而带领者在躲闪中自身的能量与愉快参与的态度对活跃气氛至关重要。

2. 泡沫战争和飘浮气球

每人都有一瓶香皂泡沫作为"弹药"，一场愉快的战争开始了。成员用泡沫吹击其他人，同时避开对手的泡沫。整个房间看起来十分梦幻，这场具有侵略性的游戏变得充满轻松与美感。泡沫所营造的美学氛围同样也可用气球代替。成员在促进团体互动与肢体活动的热身中，同时把气球抛向空中，确保气球不会掉下来或爆炸，这时他们更像是一个团队，而不是敌人。

（二）背靠背

两位成员微微弯曲膝盖，背靠背站立，其中一人尝试用背部推动另一人，另一人则尽量保持原地不动。他们可用双脚借力，但必须始终保持背靠者的姿势，如果一人退步，另一人便会绊倒。一段时间后，成员挺直背部同时站立，并互换角色。这个练习的第三阶段是两人推动对方的同时保持原地不动。

来访者运用自身重量和力量，通常会传达出一些信息。一些极度依赖他人、消极或无助的参与者根本无法保持原地不动或利用背部力量，即使面对比自己更瘦小或更轻的对手，他们也会被推动。带领者通常会站在这类参与者的面前用双手帮助他们保持不动，让他们至少能体会保持原地不动是何种感受，而带领者双手的力量也能帮助他们找到利用背部力量推动对方的方法。背靠背很快会让团体充满能量并且让团体享受乐趣，也是团体进行情绪练习之前有效的热身活动，它也可以作为重复台词的序曲。

（三）不离座

两人一组，其中一人尽力保持在椅子上坐着的姿势。另一人则尝试把他从椅子上拉起来，两人通过身体接触建立关系，交换角色，两人分别扮演代表反抗、服从和权力等不同的角色。

这种方法鼓励而不压抑成员的抗拒感，鼓励抗拒的来访者参与其中。在不离座练习中，两人一组，让坐着的成员保持安全与信任的感觉；当站着的成员试图把对手从椅子上拉起来时，会感受到抗拒。一段时间后，两人互换角色。当有些成员无法将对手拉起来时，可让其他人试试。

（四）夹气球

两人一组，成员的背部之间放着一只大气球在房间里走动，同时不能让球落下来。与身体接触练习相似，气球也可放在成员身体的其他部位之间，从而加入新的挑战。有些来访者可能会觉得身体接触练习中频繁的肢体接触太过亲密或感觉不自在，有一个球则是一个很好的选择。成员做完抛球练习后，很适合进行夹气球。

总之，可用于肢体活动的形式不拘一格，治疗师与成员均可发挥想象力创造不同形式，发展创意运动。凡是能够增强成员的非语言交流和身体表达的能力，激发其愉悦的情绪，增进成员之间的关系与沟通的活动均可。

四、信任

（一）跌倒扶

圆圈跌倒扶是很常用的一种信任练习，成员围成圈，一人站在中间向任何方向倒下时，成员要承接他的身体。为了承接不同体型和重量的倒下者，成员要摆好稳定的姿势。最好的姿势是双脚前确立、后膝微曲、双手摆好姿势准备接人。倒下者则要双脚固定在一个地方，自由摆动身体。圆圈跌倒扶是温和且暖心的练习，同时能发展成员之间的信任。圆圈为成员提供了安全感、界限感与团结感。

这个活动可以变式为两排跌倒扶。成员站成两排，在中间留出一条狭窄的通道。每位成员轮流走过通道并向后倒下时，两边的成员随时准备承接要倒下的人。两排跌倒扶成员承担更大风险，但限制相对较少。害怕跌倒的成员可以只是来回走动，而不向后倒下；其他成员会以出其不意地突然倒下或停止的方式来捉弄别人。两排跌倒扶相对轻松，通常适合未建立亲密关系的团体治疗初期；而圆圈跌倒扶则更亲密，适合成员之间具备一定信任度和亲密关系的团体。在团体治疗的后期阶段，圆圈跌倒扶在治疗单元尾声前或情绪场景后运用十分有效，成员通过这个练习表达支持和包容。另一方面，两排跌倒扶非常适合疗程初期，尤其当成员退缩或心不在焉时，它能有效地提高成员的积极性和责任感，并促使其融入团体。这类活动还可以发展出伙伴跌倒扶、伙伴依靠等更多变式。

（二）人群举高

成员围绕着一位躺在地上的成员，把手轻轻地放在他的身体下，并慢慢抬起他。减少身体接触且不太亲密的另一种做法是让一位成员躺在毯子上，其他成员抓住毯子抬起他并在房间里走动。已具备一定信任度的团体会觉得人群举高十分暖心。若成员在一个治疗单元初期或尾声需要处理痛苦情绪，则可进行这个练习。在引发情绪的情景演出之后，也可进行这个练习作为滋养。若是后者，主角可被成员放在中间并再次抬起。为了感谢在幕后默默付出的成员，治疗师也可让他们躺在中间并由其他成员抬起，从而帮助他们找到存在感。

（三）蒙眼走动

1. 引导盲行

传统的引导盲行是由一人带领另一人（蒙眼或闭眼）在房间里走动。有些团体需要更多指示与关注，治疗师可要求蒙眼人通过触摸来识别物品；而有些团体需要更多自由度，建议在室外进行，尤其是在大自然中，成员能得到更多的感官体验。由于没有明确物理界限，故参与的彼此更需要高度的信任。引导盲行也有不同变式，它们让参与者尝试新的挑战，并促进其包括信任感在内的成长。由于这些变式都较为复杂，治疗师最好先运用传统的引导盲行。

2. 摸头辨识

为了促进团体互动，带领者（未蒙眼的成员）引领蒙眼者将手放在其他成员的头上通过辨别其他成员的面部来确定成员。

3. "跟随我的声音"

带领者除了通过牵手或拉着路牌引导蒙眼者，也可通过声音引导成员。每组先确定特定的发声者，带领者不接触蒙眼者，而只是发声者引导他。带领者开始时与蒙眼者处于较近的距离，一段时间后，慢慢拉开距离或改变方向来挑战蒙眼者。"跟随我的声音"要求成员具备较高的专注度与听觉敏感度。当成员人数较多时，整个空间内部充满了声音，蒙眼者更需要高度专注才能找到特定的声音；同时，这也营造了一种生动活泼的氛围。

五、观察与专注

（一）抛球练习

团体围成圈，通过默剧形式捡起地上的大球，在抛给其中一位成员的同时喊出他的名字。当将想象的球抛出时，喊出准备接球成员的名字后迅速打断他，将球抛给另一位成员并喊出他的名字。很快，成员自发地改变球的大小和重量，如网球、保龄球或气球，最后抛球游戏变成了打球、推球或吹气球。每位成员专注于即将接到的虚拟球，并根据虚拟球的重量、大小或形状相应地接住。成员只有在接住球之后，才能对球进行改变和重塑。既能即时帮助成员高度投入并专注练习，同时也能与其他成员进行互动并做出回应。这个练习有趣且毫无威胁性，能帮助成员缓解其疗程初期的焦虑情绪。

（二）猜地方

成员想象自己在特定的地方或环境。团体分成两组，带领者告诉每组他们所在的地方，一组成员通过非语言方式进行表演；另一组成员尝试猜出他们在哪里。治疗师引导这个练习时，可从简单到复杂（为成员在其他人面前进行语言场景与表演铺路）、从固定模式（带领者指定每一组成员的所在地）到自由发挥（成员提出想法）。这个练习的进展最好是循序渐进且毫无威胁性的，以至于成员练习结束时甚至都没有意识到自己在演戏或表演。

（三）静默用餐

表演者专注地表演吃东西，而观看者与猜测者则仔细观察或猜测。静默用餐是一种相当有效且几乎不会出错的技术，因为任何人对吃东西都再熟悉不过，有时与别人一起吃东西会产生积极的联结。静默用餐可运用在地方中的任何一种形式，静默用餐的另一个做法是要求成员想象自己正在野餐。每人轮流从中间的（虚拟）大袋子里拿出一样食物吃掉。当其他人猜出第一人正在吃什么东西时，他们也开始吃相同的东西（或喝相同的饮料）。第一人环顾四周并观察每个人是否都在吃相同的东西。这个练习也可以用在治疗单元尾声。

第二节　疗程中期的目标及主要适用技术

戏剧疗法疗程中期的主要目标在于：表达与沟通、性格与角色发展、团体合作及自我启示。前三个目标的大部分技术适合疗程中的情景演出，只有魔术电话适用于任何阶段。最后一个目标——自我启示中的技术主要针对疗程中的角色扮演和演出部分。这些技术在戏剧治疗中地位崇高，也是本节最主要的部分。

一、表达与沟通

（一）魔术电话

演出情景：一部电话放在房间中央，作为道具，用来让成员拨打电话。治疗单元即将开始，一位争强好胜的青少年（工作人员扮演）跌跌撞撞地进入房间。当他正要愤怒地挑衅带领者时，他瞥到了那部电话，并很自然地走过去拿起听筒："喂？（停顿）你好，爸爸！我怎么样？你觉得我能怎么样呢？你把我送进精神病院，我很生气！我现在就是这样!"他"啪"地挂断电话，其他成员继而大笑起来。这在某种程度上减缓了成员的焦虑情绪，同时也表明团体已被游戏深深吸引。带领者问大家："谁可以扮演电话那端的爸爸?"两个男孩急不可耐地站起来，说："没问题！我知道他会说什么。"选择其中一人扮演爸爸，另一人扮演刚挂断电话的男孩。治疗单元由此开始。

电话的真实性能够让来访者很容易联想到现实的生活场景；而未接线的电话则可激发来访者表达压抑已久的真实感受，并毫无心理负担地发泄情绪。对于高度抗拒的团体，治疗师可以尝试通过播放事先录好的录音等方式让电话铃声"响起"，以获得更佳效果。来访者会自发地接起电话，开始说话或将电话递给其他人。魔术电话的进行可通过渐次加深的三个步骤。

第一，要求成员回忆一通引发其某种特定情绪或情感的电话。每个人轮演拨出电话号码，但不说话。观众仔细观察并猜测每通电话将要传达的信息。例如，"你在生某人的气""你等不及要告诉别人一个好消息""你鼓起勇气邀约某人"。

第二，从非语言方式到语言交流的过程中，之前的治疗阶段所引发的情况得到发展。成员拨出电话时需要投射适当的情绪，然后开始说话，仿佛电话另一端有人在讲话。治疗师也可引入新的情况与冲突。从治疗角度来说，独白内容不仅为治疗师揭露与来访者有关的重要信息，也反映出访者的内心想法；而从戏剧角度来说，这些独白则倾向于让观众信服其所表达的真实。聆听电话并回应想象的人本身就极具戏剧性效果。

第三，戏剧场景从独白发展到对话。另一个成员拿着第二部电话扮演电话另一端的人。两位演员背对背，如同真实的电话对话，没有眼神交流。

（二）双簧游戏

一人坐在椅子上，同时将双手放在椅背后，他在即兴场景中扮演说话者。另一人蹲在椅子后面，（从说话者的手骨与肋骨之间）伸出双手，假装它们属于说话者。椅子后面的成员根据说话者的回应做出相应的手势。这一方法简单而有效，同时它也有很多变式，包括：两人在即兴场景中同时扮演说话者，另两人则分别依照其说话内容做出相应手势。

成员做手势的创意让人惊叹，他们不但注重细节、极具个性，而且能够跟随与引导说话者。对于羞于用语言方式表演的成员来说，手势表演不但能够让他们不被看到或听到，也有机会上台表现自己。此外，成员也可加入双手可握的道具，如香烟、墨镜、钱包、帽子，它们既能激发成员的创意，又能增加乐趣。比起固有的幽默与创意更重要的是它能够促进演员（说话者与手势者）之间的同理联系。他们都必须十分敏感并能够准确地回应对方的线索。此外，手势游戏还能增强成员之间的非语言认知。

（三）"胡言乱语"

在这一技术中，参与者用声音代替可辨识的语句。从本质上来说，他们需要即兴创造一种语言。肢体动作、手势、表情及语调都有助于传达讯息。"胡言乱语"应用于戏剧治疗的目的是帮助参与者表达情绪，尤其是怒气。胡言乱语所固有的娱乐性让来访者毫无威胁地释放压抑的情绪，其附带作用是帮助参与者减少抑制感以及增加幽默感与自发性。

"胡言乱语"在下列情况中的介入可能会有帮助：第一种，当演员感觉到演出情景的荒谬与诙谐时，治疗师会发现其掩藏的笑意，这时，治疗师指示演员以"胡言乱语"继续场景，从而提高演员的感知力；第二种，当演员的情绪表达受到阻碍时，治疗师感觉到让他们转换成自创语言可能会消除这种阻碍；第三种，当演员对场景感到害怕以及对其需求减少时，"胡言乱语"则可被用作保持距离的工具。"胡言乱语"的变式是整个团体在自由表演或特定情景中同时以胡言乱语的方式说话，如带领者说他们互不相识，正身处异国，并于高峰时段在一列拥挤的火车上；或者他们是在酒吧里互相讲笑话的朋友。此外，成员也可通过自发的互动来表达（用胡言乱语的方式）与拓展治疗师所指令的不同的情绪。

（四）召唤情绪

即兴场景中，两位演员必须立即演绎观众所提出的情绪并将其融入自己的表演中。例如，表演丈夫和妻子的两位演员正在一家餐厅庆祝结婚周年纪念日。当一位观众喊出"浪漫"时，其中一位演员立即（表演时没有任何中断）与另一位演员以浪漫的方式进行互动。之后，当另一位观众喊出"伤心"时，演员又立即从"浪漫"转变成"伤心"。直到几分钟后，又一位观众喊出"不信任"，演员则再次转变成相应的情绪与对话。一般而言，观众根据场景中的细微差异所喊出的情绪要么是表面的，要么能够引发潜在的互动。召唤情绪的另一种做法是由一位观众扮演导演，并负责喊出情绪词语。有时也可由两位观众同时扮演导演，分别指挥一位演员。

两位导演可分别指示演员表达不同的情绪，从而增加表演的难度。

召唤情绪强调的是即兴场景中的情绪表达。有时，演员要演绎平时不常表达的情绪，其情绪回应的能力因此得到拓展。表演结束后，演员通常会被询问表达哪些情绪最舒服，以及表达哪些情绪最困难。此外，召唤情绪也可由演员或导演，或整个团体预先决定其想要探索的情绪，进而将这些选定的情绪融入表演中。

二、性格与角色

（一）家庭角色辨识

家庭角色的活动是让每组成员通过非语言方式广义地演绎四个角色，而非特定的家庭角色。演员在房间里走动，通过肢体动作进行表演并以角色与其他成员进行互动。在短暂的非语言即兴表演后，团体成员尝试辨识每个演员的角色。这个简单的迷你场景让参与者更加熟悉扮演指定的角色、用身体感知角色以及与其他成员进行即兴互动与表演，因而有助于成员之后通过语言方式进行更复杂的创作与表演。语言场景在戏剧治疗师的指导与介入下，能够从戏剧与治疗角度得到延伸与发展。

"你又回来晚了！你去酒吧了？"妻子很生气地责问丈夫。

"没有。我得处理一些工作。你能不能让我安静一会？"丈夫一边说，一边打开了电视机。

8岁的凯蒂跑进来，在电视机前表演翻筋斗。"爸爸，快看我翻筋斗！"

"宝贝，晚餐后再做给我看好吗？我现在想安静一会儿。"

"你每次都这样说！晚餐后你又有其他借口了。"妻子不满地嘟囔。

凯蒂继续表演翻筋斗。

"太棒了，凯蒂！"12岁的丽萨刚挂完电话，对父母说："你们为什么就不能看一下她的表演呢？我可以帮忙做晚饭。"

团体成员观看这四位演员的即兴表演5—10分钟后，观众试图辨识每个家庭成员所扮演的角色：妈妈是责备者，爸爸是逃避者，小女儿是争取注意者，大女儿是调停者。同样是四个角色的下一个场景却更加细腻。四个演员扮演正在秘密计划为母亲过60岁生日的成年姊妹。这些角色都具有多面性，因此成员需要一些时间在虚构家庭里呈现自己经常扮演的角色。在演出后的讨论中，观众试图辨识每个角色；演员则检视自己在演出场景中的感受以及与对应角色之间的关系辨识。

家庭角色练习开始时，团体成员四人一组并组成家庭，他们决定彼此之间的关系以及选择扮演的家庭角色。家庭角色的结构性体现在：有限的角色选择、事先决定的角色关系以及明确的流出目的。这种结构性能帮助初期接触戏剧的成员持续地进行表演。此外，家庭关系所应有的情感纽带能支持成员进一步投入表演并发展戏剧。家庭角色通常是疗程中呈现的第一个戏剧场景。

（二）餐厅场景

成员三人或四人一组，由一人扮演服务员，其余的人扮演顾客，并根据要求表演发生在餐厅里的场景。演出要求在场景中呈现的冲突。餐厅场景是情景演出的即兴创作。在疗程的适当时机以及充足的热身活动之后介绍餐厅场景，会帮助成员对即兴创作与表演树立信心。餐厅场景所包含的熟悉的餐厅地点与清晰的角色解读对初期即兴表演者来说相对容易，并毫无威胁性。此外，场景中冲突的增加会促进戏剧的发展。服务员角色有其特别的任务，他不必整场都在舞台上，可随时离开或回到舞台，这样，即使是退缩的来访者也会跃跃欲试。

（三）电视采访

"欢迎来到晚间电视采访节目，我们会采访有趣的人物，与你一起聆听他们的生命故事。"戏剧治疗师由此开始，并根据团体特性加入相关语句或富有创意的节目名称，治疗师或其他成员扮演主持人，受访者自愿以待定角色接受采访。例如：知名人士或普通人。电视采访的更个人化版本是受访者以生活中的真实人物、自己、未来或过去的自己（与不同年纪的自己有重合之处）的身份被采访。当参与者扮演角色时，道具会很有帮助；而当参与者扮演自己时，道具则会分散他们的注意力。

电视采访通常从不同的娱乐性扮演开始，然后逐渐向个人采访发展。角色所透露的希望与幻想会自然地投射出成员心中未来的自己。即使整个单元都是角色采访而不是个人采访，采访的角色也会慢慢从典型而表面发展到复杂而深入。扮演采访者的成员有机会介绍别人并允许现场观众提问，这样会减轻参与者的压力，并提高观众的参与度。

（四）剧本场景

虽然戏剧治疗以即兴创作为主，但治疗师有时也会运用剧本，尤其是当团体成员本身表示对按照剧本表演感兴趣时，治疗师必须根据团体主题或个体需求谨慎地选择剧本，并将其带入治疗单元；还要试图找到来访者容易扮演并能从中获得成就感的角色，从而达到针对特定来访者的治疗目标。例如，有些来访者需要学会自我肯定，而有些来访者则需要学会表达愤怒。剧本场景不仅能促进情绪宣泄与角色延伸，还能让来访者感到富有创造力的成就感，尤其是当他们能背诵台词时。通常受剧本场景吸引的团体喜欢表演，这类来访者对剧本场景的投入度较高。

三、团体合作

（一）加入场景

一人进入舞台区域并开始某种表演，当另一人认为自己看懂第一个人在做什么或在哪里时，他就以合适的角色或任何排演的角色加入场景；其他人通过相同的方式逐一加入。第二个人加入场景后，参与者可用语言进行表演。

加入场景通过有趣而富有创造力的方式促进团体互动。每个人的贡献会立即得到接受、支持与发展，每个人都需要互相回应、适应其他人的加入，并当场改变自己对现有场景的先入为主的看法。因此，场景的复杂性逐渐增加。当然，团体人数过多时，场景会变得十分混乱。

加入场景的另一种做法是由治疗师或成员决定何时让演员"定格"，以及何时让新的演员进入。但新的演员不是进入现有的场景，而是进入其改变的场景——已在舞台上的演员做出适当回应。这个做法最适合肢体动作较多而语言表演较少的场景。治疗师最好在肢体动作能唤起演员的联想时喊出"定格"。另一人进入场景时可借由这个肢体动作进行联想，从而创造新的场景。这个技术要求成员具备一定的自发性。

（二）转化场景

除了参与者可转化场景以及"定格"环节被删除以外，转化场景与加入场景相似的。

因此，参与者可自发地转化场景，包括不同的背景、人物关系等。其中一人做出改变后，其他人则立即适应新的场景。来访者与治疗师可在表演的任何时刻根据场景中的素材所引发的联想进行转变。这个令人兴奋的技术不仅能激发自由联想的过程，而且能帮助演员在有趣且安全的环境里接受并探索自己的内心世界。

（三）创作一出戏剧

带领者开始时会询问团体："你们想创作一出什么主题的戏剧？"与大部分技术不同的是，创作一出戏剧不需要带领者预先准备，也不需要任何热身或后续活动，并且不依赖任何之前或之后的技术。它本身就是一个完整的活动，可贯穿整个治疗单元。这个技术非常适合对戏剧或表演已产生积极联想、不过分依赖带领者提供意见以及渴望表演而非参与更具结构性的剧场游戏的团体。整个团体需要承担很大责任，从而进行从无到有的创作。一开始，成员感觉一片空白，如同面对一张空白画布。但零星想法会慢慢浮现。在治疗单元结束之前，这个想法已足够发展成一场迷你戏剧。

四、自我启示

（一）雕塑与自我雕塑

在雕塑练习中，来访者通过要求其他成员站在特定的位置来设定一个戏剧场景。雕塑的典型做法是让其他成员代表某个原生家庭的成员。来访者不仅要注意每个成员的位置，还要关注练习中每个成员之间的关系。

由成员所熟悉的雕塑衍生而来的另一种技术是自我雕塑，它是最常用的自我启示技术之一。其中，一位成员雕塑或塑造其他成员来代表自己的不同部分。这个技术有以下几个发展阶段，治疗师可根据实际情况只用其中之一，或停在其中一个阶段。（1）主角从团体中选择三位成员代表自己的三个重要部分（选择的数量可视具体情况而定），把每个部分放在合适的位置并控制其姿势。（2）完成雕塑之后，主角站在每个部分的后面并以第一人称代表其说一句话："我是（主角名字）的某个部分……"例如，"我是青脆弱而且容易受伤的部分"。（3）雕塑"活起来"，意指主角通过肢体动作、手势、声音或话语呈现主角的某个部分。主角也可像指挥官一样编排表演的内容，并指导每个部分轮流进行表演。

戏剧治疗师根据主题所引发的情绪，利用不同的方式介入场景，对主角进行指导。自我雕塑场景通常具有诗意、深刻意义、情绪化及幽默感。场景的美学随着演出发展而产生，从而帮助成员为自我启示表演做好准备。

（二）自我面具

把空白面具分发给成员，成员可在面具上画出自己的模样，并可抽象且具有表达性地反映自我形象，而不必描画外在特征。成员可通过画画、涂色、拼贴或用物品装饰面具等自由发挥艺术想象。面具的运用可促进成员进行自我启示，这与运用面具帮助成员表达感情的技术不同。

成员可将完成的面具成排展出，由一位志愿者选择一个最吸引他的面具。在他描述这个面具之后，提出问题或作出评价。面具制作者以第一人称作答。志愿者可一直看着或拿着面具，而不是看着面具制作者。由此所产生的距离感使面具制作者在面具的伪装下揭露与自己有关的更多信息，同时也赋予面具一种独立角色。

自我面具将艺术治疗与戏剧治疗相联结，艺术创作通常让人赏心悦目。在特定的团体中，成员所制作的面具总是会存在一些共同点。团体成员与面具之间的对话通常会让面具制作者产生新的洞察力。

（三）不同年纪的你

来访者扮演过去或未来不同年纪的自己。例如，两位二十几岁的来访者都扮演 8 岁的自己，他们即兴表演在度假胜地或夏令营第一次见面，并开始交谈；或另一位青少年来访者扮演 6 岁的他，接受治疗者或团体其他成员的采访，他在 6 岁的时候搬离了原来居住的地方；或来访者以五年后 21 岁的自己接受采访，成员想象 21 岁的自己正在反思五年前深受其扰的青春期问题。

　　当来访者投射过去的自己时，需要适当做好准备，因为这个练习不容易达到戏剧性效果。当治疗师把这个练习运用为热身活动时，团体成员可同时扮演特定年纪的自己；或团体成员可分成两人一组，轮流与特定年纪的自己受访。加入戏剧情景也适合作为热身活动。比如，来访者拿到写着特定年纪的纸条或自己选择年纪后，即兴表演在公交站台等车，并以非语言方式传达自己的年纪。

第三节　疗程尾声的目标及主要适用技术

　　治疗单元和疗程尾声的主要目标在于，给予与收获、集体创意、团体觉知以及回顾与庆祝。给予与收获和集体创意中的大部分技术适用于疗程各阶段的单元尾声，其中许多技术运用于戏剧性游戏情景演出十分有效。集体创意与团体合作的相似之处在于所有团体成员都参与表演；而两者的不同之处在于团体合作的技术都可进行延伸，其中大部分技术可持续整个治疗单元（除祝酒以外）；集体创意的练习大多比较简短，通常只是治疗单元结束前的一小部分。团体觉知的技术最适用于成员互相熟悉的治疗后期。回顾与庆祝中的技术大多朝向戏剧性仪式或第五阶段治疗单元的任何时刻发展。

一、给予与收获

（一）夹手游戏

　　夹手游戏简单明了，且具有亲密与娱乐的完美平衡，用于结束治疗单元极为有效。团体成员围成圈坐在地上，手牵手并闭上眼睛。带领者开始时轻轻地快速紧握身旁成员的手，这个成员立即快速紧握下一个成员的手，依此类推。几个回合之后，为了挑战整个团体以尽可能快的速度传递紧握，带领者轻声说："加快速度！"团体成员之间紧握的传递能够引发并表达互相关联与团体的生命力。夹手游戏中可加入语言成分，参与者可在传递紧握的同时说话。成员所说的话语或词组或意象可表达其感受或愿望，或表达其在这个单元中最希望保留或带走的东西，或对团体的祝福。

（二）转化物件

成员以默剧方式创造一个物件，将它传递给圆圈中的另一位成员，然后，他拿着物件并将它转变成另一样东西，接着传递给下一位成员，依此类推。戏剧治疗师伯尼·沃伦（Bernie Warren，1984）利用魔法黏土的意象创造出不同的物件，最后捏成一颗球。转化物件能够激发成员的想象力，并让参与者体验无中生有的创作过程，这正是创作的根本所在。

转化物件可以有不同变式。

1. 转化真实物件

练习中，成员不是传递想象中的物件，而是真实物件。每位成员用不同方式使用该物件。例如，一根小棒在成员之间传递，一位成员把它转化为车上的挂挡杆；下一位成员把它转化为接力棒；再下一位成员把它转化为棒球杆。简单的物件很容易让成员产生联想，握着真实的物件有助于成员发挥创造力。转化真实物件能让成员感受到力量，因为它象征着拥有想象力时可拥有无数觉知世界的方式。

2. 转化报纸

一张报纸在房间里传递，每人以某种方式使用或改变这张报纸，但这个技术比转化实物更抽象、更需要自由联想。每人收到报纸时可根据灵感自由发挥。例如，一人可能会在报纸上戳洞；另一个人可能会揉皱报纸；还有人可能会撕碎报纸。在一个团体中，有人烧了报纸，而另一人用灰烬在脸上画画，这象征自我毁灭。

3. 传递实物

这个做法与转化物件的相似之处在于成员传递的物件是想象的，但更具有指示性与具象性。成员辨识一种实物，并在团体围成的圆圈中进行传递。例如，开始时说出并演绎出来这个实物很热，每个人要快速传递给下一个人。一轮结束后，其他成员可把它转化为冰冻、沉重、黏腻的东西。这个做法，能帮助团体进行高度互动以及彼此分享，也能提高成员传递事物时的反应能力与表达能力。通常反应不多的来访者也会变得乐于表达并参与其中，这个做法可作为转化物件的热身活动。

4．传递面部表情

这是一个常用的方法。成员围成圈，其中一人用手遮住脸部，创造一个表情，然后转身并以手作势把这个表情如面具般传递给旁边的人，旁边的人立即接过面具并模仿其表情，再传递给另一个人，依此类推。另一种做法是在传递表情时，两人进行短暂的模仿练习，即保持眼神交流。

直到第二个人能准确模仿表情时，第一个人才会停下来。在这个变式中，成员照准传递表情。最后一个人成功模仿第一个人的面部表情时，一轮结束。另一个人开始传递不同的面部表情，第二轮由此开始。

（三）静默礼物

团体围成圈坐下，每人轮流给另一人送礼物，可以帽子里抽签或自行决定要把礼物送给谁。礼物以默剧方式制作并送出，而不是金钱或可触碰的实物。静默礼物可以是对方喜欢或需要的具体物品（如围巾、滑雪板或汽车）。隐喻式的物品（如代表自由的鸟类）以及人类特质（如爱、自信或希望）。许多礼物通常跟团体共同经历的特定场景或主题有关。收礼物的成员以默剧方式接收并表达自己知道是什么礼物。

二、集体创意

（一）魔术盒

魔术盒技术以象征性手法包容治疗单元里发生的一切。治疗师把魔术盒放在成员围成的圆圈中央。成员将与治疗单元相关的情绪、经历、感知、预见、恐惧或希望放进魔术盒：这些东西被安全地储存在魔术盒中，直到下一单元时治疗师再次打开它。

（二）戏剧性仪式

戏剧性仪式是一个过程，有多种做法。有些仪式根据特定情况设计或象征性地反映与治疗单元相关的主题。此外，来访者在疗程完结时必须面临离别与结束，因而仪式显得特别重要。戏剧性仪式能帮助成员以隐喻方式具象地接纳与表达复杂的感情。例如，来访者可演绎葬礼、复活、篝火晚会、受困到获得自由的经历以及获得亲密感的场景。治疗师可加入肢体动作与声音、音乐与意象。一般而言，戏剧性仪式由团体共同即兴创作，但也可由治疗师或来访者有意识地预先设计。

（三）构思故事与讲故事

带领者通过指向需立即续接故事的成员，精心策划一个故事场景：这个技术要求参与者做出机智反应，并立即续接故事。讲故事与构思故事相比，成员可自行决定讲多久以及自行停止，因而其压力较小。故事内容可以是完全开放的结局或预先设定的方向。另一种做法是团体成员躺成圆圈。头向里、闭上眼睛。当讲故事者停下时，他轻拍旁边的成员，然后这位成员续接故事。构思故事与讲故事也可归类于观察与专注（治疗单元与疗程初期）和团体合作。其变式如下。

（1）一人一字接龙。每人一次只说一个字，然后由团体共同创作一个故事或一段对话。例如，第一个人说"我们"；第二个人说"是"；然后第三个人说"一个"，依此类推。成员发展故事的过程具有悬念和娱乐性，尤其是当成员加入不同的形容词时。治疗师有时需要提醒成员尽快结束语句，从而保持结尾的逻辑性。可在单元尾声使用这个技术，让成员尝试以这种方式谈论自己的感觉、变化、希望等。

（2）叙述和呈现故事。一人讲述一个现实或创作的故事后，其他人戏剧化地演绎这个故事。大多通过默剧方式，但偶尔也可使用对话。这个方法很适用于儿童。讲述者最好能让演员自由发挥，而不只是简单重述这个故事。

（3）回演。一人讲述真实的生活故事，其他成员进行表演。他们不只如实演出故事，而要捕捉并演绎故事所包含的情感要素。在现场表演中，邀请观众讲述个人的生命故事或社会议题，然后由经过特殊训练的演员和音乐师回演这些故事。回演也可创造性地应用于机构发展训练中。在公司、机构或社区中，员工可戏剧性地呈现或转化机构发展的问题。

（4）讲述个人故事。成员以第三人称代替第一人称讲述一个真实的故事，由此产生的距离感能促进自我启示的过程，并帮助成员从形而上的角度理解生命事件。在讲述过程中，成员会觉察到脑海中无意识的神话故事，供他们扩展自己的故事。在自传式讲故事中，治疗师可在某个时刻要求讲述者将第三人称转变为第一人称，从而减少其距离感，以及帮助其体验与故事内容的高度联结。

(四) 团体雕塑

让每位成员轮流加入，从而共同形成一个整体。在团体雕塑中，整体本身是一个雕像，由成员的身体构成抽象形态。可建议成员有一些身体接触。为了给予团体成员反馈，治疗师可立即拍下已完成的雕像。

另一种做法是大家围成圈，一位成员进入圆圈并扮演雕像，另一个成员可改变雕像（即中间的成员）。例如，将他的手臂放在不同的位置；下一个成员可做出其他改变；第三个成员把自己放在与雕像有关或互补的位置。这个活动在圆圈中进行，每轮的第三个成员需变成雕像的一部分。

也可以让雕像"活"过来，并做一些动作或发出声音，片刻后，它以改变后的形态重新定格。带领者可多次有节奏地喊出移动和定格，也可喊出情绪或主题来激发特殊形态雕像的形成与再创造。

(五) 团体诗歌

一位成员将诗歌的第一句话写在一张纸上，并将这张纸折叠以防被其他成员看到。每个成员都要在纸上写上一行诗，再把纸折叠并传给下一个成员。当每个成员都贡献了一行诗时，团体成员整理出一首诗，并共同决定一个标题，然后一起大声朗读。为了避免让下一位成员等太久，每位成员都可开始一首诗并传递下去，因此，每位成员在练习结束时都会有一首诗。

当团体成员对其创作感到十分自豪时，带领者可以在后续单元中把完整诗歌的打印稿发给大家。诗歌治疗师通常会运用团体诗歌的多种做法及与之相关的技术进行治疗。

三、团体觉知

(一) 诗意联想

一位成员心中想着团体中的某位成员，其他成员可通过下列问题猜测这个人是谁："假如这个人是_____，他可能是什么？"空白处可能是某种类别，如一种水果、一种动物、一种颜色、一个季节、一种音乐类型、一种汽车型号等。答题者根据观察被选者的独特性与对其特别的联想做出回答。一个或多个回合之后，每位成员猜测被选者是谁，然后由答题者揭晓答案。

在互相熟悉的八人至十二人的团体中，诗意联想更为适合。参与者能凭借直觉进行抽象思考，答题者的回答应当反映抽象观点而非事实情况。例如，他对"那个人像什么类型的车"的回答可能是"甲壳虫"，而事实上那个人开的车是凯迪拉克。当成员借由这个过程察觉其他成员如何看待别人和自己时，他们通常会感到十分兴奋。活动结束后，成员可发挥想象力，使用隐喻写下诗歌，从而进一步表达对其他成员的看法。

（二）真假句子

"我有一个哥哥和一个妹妹，我们三个人都从事与医学相关的行业。""我有一个姐姐，比我大五岁，她是一位出色的脑神经科学家。"以同样肯定的语气说出以上两个句子，但其中一句是虚构的。聆听者试图猜测哪一句是真实的。在一个团体中，每位成员轮流说出两个句子，其他成员根据句子内容或过程，即说话者的非语言表达方式做出猜测。须知，有些人可能在撒谎时不自觉地避开眼神交流。

当参与者可选择自己的叙述时，这个游戏可能会变得更轻松好玩或更加亲密。成员叙述的内容可能会围绕其过去、家庭的现实情况或简单的个人喜好，两段叙述之间不必有所关联。团体有时会从轻松的内容（如要好或最喜欢的食物）开始，并逐渐涉及更个人的内容。不论成员的自我启示程度如何，真假句子都能让成员更加了解彼此。

青少年团体大多很享受真假句子练习，这个游戏所具备的结构性让青少年有机会分享秘密，尤其是那些他们十分渴望倾诉，但一直没有机会或因害怕别人异样的眼光而无法分享的秘密。

（三）别人代答

团体围坐成圈，一位成员坐在中间负责提问。被提问者不能作答，而是由其右边或左边的成员代为回答。该练习的关键是被提问者与提问者要保持眼神的交流，而不是问题本身。治疗师通常是第一个提问者，负责开始这个游戏并为提出的问题定下基调。

此法很适合家庭治疗，也适合彼此熟悉并能忍受对质与自我启示的团体，还能有效地帮助成员处理个人冲突与沟通不畅的问题。这个练习让参与者缓慢释放源于过去的压抑情感、深藏的怨恨、误解与冲突，也帮助他们检视长期以来与家庭互动关系相关的问题。将这个技术运用于工作关系密切的员工，不仅能帮助成员分享感受与觉知，而且能促进参与者扮演角色时的娱乐性与幽默感。几个回合之后，参与者经常有意识地交换位置，并代替团体中的某人回答问题或让某人代替自己回答问题。

代答的延伸做法是让每个成员扮演另一成员的角色，而不只是代答问题。另一种更具结构性的做法是让成员尽量减少戏剧性扮演，而是将某人的名字贴在另一人后背。每个人根据他与其他人的联结方式试图辨识他在扮演谁（他后背上是谁的名字）。

（四）团体雕塑

团体雕塑的基调与雕塑相同，一位成员通过将其他成员雕塑成特定的姿势来创造静物画面。在团体雕塑中，一位志愿者创作，其余一些成员需与在中央或边缘的成员有身体接触或互相靠近。这是一项相当复杂的任务。在雕塑完所有成员后，雕塑师也加入其中。

团体雕塑通常能够帮助成员直面逃避的个人问题。由于它会让成员知晓别人如何看待自己，这个技术适用于所有能忍受并讨论他人看法的团体。几位成员，甚至每位成员最好都有机会创作一个雕像，从而呈现出不同的观点。

另一种做法是让成员不再关注别人如何看待自己，而是创作出呈现"团体核心"的展像。整个团体以一个实体呈现，而非展示特定的内在关系或角色。雕像可完全抽象。表达一种感受或雕塑师此刻与团体成员产生关联的意象。

（五）分享秘密

每人将准备好的秘密写在纸条上，将所有的纸条放在一个帽子里，轮流抽出一张纸条，默默读几遍并想象这是自己的秘密。然后每人轮流说出自己的秘密，其他成员可支持与同理回应，或试图辨识这究竟是谁的秘密，或仔细聆听所有人的秘密。不论带领者选择什么样的练习模式，大家在每一个回合的分享后都进行讨论。这个练习围绕参与者如何分享秘密、聆听他人讲述自己的秘密以及把他人的秘密想象成自己的秘密，真正的所属权由此建立。

每次团体成员都反应积极。随着成员完全参与其中，成员的同理心与想象力逐渐增强，并将隐藏秘密与被揭露时羞愧难当的一致感受完全呈现。从某种程度上，所有人拥有秘密的感受能激发成员的情绪，从而达到更好的分享效果。

秘密的一种更轻松安全的做法是让每位成员写下自己不同寻常的经历或其他信息，其他成员并不知晓。当成员大声读出这些经历时，大家试图猜测这个经历属于谁。这个做法可用于帮助成员较多而彼此不熟悉的团体打破僵局。

四、回顾与庆祝

（一）猜一出戏

每位成员选择一张纸条，纸条上简要写下过去的一出戏（包括演出成员名字的一两句话）每人轮流表演一句台词或戏中的某个核心场景。表演完毕之后定格，这时其他成员试图辨识这出戏以及当时参与表演的成员。

在课堂或戏剧治疗中，也可让每位成员在 20 秒内表演纸条上的技术或过程，从而达到回顾的目的。此练习帮助成员从情感与认知的角度回忆演出：戏剧性再现成员对演出的记忆以及扮演或观看演出的感受。即使只是短暂的一刻，这个情景演出也能重新呈现在舞台上。成员将猜一出戏描述成治疗过程的快速重播。成员很开心能以娱乐方式再次回忆之前的治疗场景，同时也会十分感慨治疗课程中的演出数量之多与广泛。

为了帮助成员表达对彼此的欣赏，在练习结束后可让每位成员走动，在规定的时间内停在另一成员面前。每个成员告诉伙伴自己特别喜欢或对自己有特殊意义的演出（通常这个伙伴也在演出中扮演角色）。成员再次走动并组成新的小组。治疗师发出指令："告诉伙伴你特别感激他在场的原因""描述一个你欣赏的他身上的特质"或"告诉他随着治疗深入你所观察到的他的变化"。在疗程的尾声，猜一出戏效果显著。

（二）重聚

两位成员即兴表演在未来的某个时刻遇见对方，地点和时间都很精确。例如，五年后的公交站台或机场。两位演员对虚构的偶然相遇自发地做出回应。有些成员立即认出对方，而有些人则有些缓慢或迟疑。认出对方并打招呼之后，他们彼此交谈各自现在过得如何以及在做什么，并回忆曾经一起接受的戏剧治疗。重聚通常运用于疗程尾声，治疗师要提醒演员这个练习的目的在于回忆。

重聚可以帮助成员在疗程尾声回顾各种演出、场景、感受或关系。事实上，成员回顾想象发生在未来的事，也能增加距离感与观点，并加强成员从整体上看待治疗经历对自己的人生影响，并赋予其意义的能力。这种距离感也能帮助许多成员理解并接纳自己所经历的内在变化与进步，以及表达所经历的困难。

（三）降落伞

彼此熟悉的成员围绕缓慢展开的降落伞，创造出一种美学意象与兴奋感。降落伞缓慢展开，如同肢体的延展与开放，给人振奋、庆祝及活泼的感觉，象征着疗程的高峰。房间中央放着一只巨大的降落伞，每个成员抓住一个角，等距分散开，同时有节奏地抖动手中的一角，降落伞开始上升或下降。

当降落伞完全降落时，戏剧治疗团队的带领者可喊出各种类别，符合特定类别的成员跑到降落伞下停留一会，然后回到自己的位置。若分类分组被运用于疗程开端，治疗师可利用同种类别，这会唤起成员疗程第一阶段的记忆，进而增加成员的圆满完成感。

治疗师也可喊出做过的练习，如"曾创作自我雕塑的成员""未缺席任何治疗单元的成员""志愿使用魔术电话的成员""在其他人的演出中曾扮演替身的成员"等。这个技术让成员通过具有娱乐性而仪式化的方式回顾疗程，并认可每个人的付出。治疗师还可根据降落伞的升降的间隔喊出类别。例如，每当第三次降落伞升起时，治疗师喊出类别。为了让成员熟悉喊出类别的节奏，治疗师可将下面的做法作为前奏：每当降落伞第三次升起时，治疗师喊出两个成员的名字。他们必须在降落伞降落之前交换位置。

治疗师喊出类别后可让团体成员一起在降落伞下跑动。这时，降落伞在最高处，成员可以短暂体验一起被包围的神奇感受。

另一种做法是当降落伞处于最高处时，成员回到降落伞四周，迅速将降落伞拉到地面，并面朝中心坐下。这时，降落伞变成像子宫一样安全的帐篷。成员从最初的延展与兴奋转变成安静封闭的亲密感，反映治疗过程的其他面向：深度的亲密感、封闭的安全感与创造的神圣空间。成员通常喜欢在降落伞下静坐一会儿，与其他成员安静相望，从而享受此刻静谧温暖的氛围。

（四）祝酒、证书与团体合照

祝酒是一个简单的治疗过程，参与者相互庆祝自己的收获与成功、希望与梦想。成员以相互祝酒的方式分享团体认同感。祝酒可以默剧形式展开，也可在杯中倒入无酒精的饮料。无论是真的还是假的，每一回合的相互碰杯都很重要，抿一口的动作会增强祝酒雅兴。祝酒让成员以具有结构性、仪式性以及精神认知的方式表达自己的感受，包括庆祝疗程结束的自豪感与感恩之情。

在疗程结束时给每位成员分发证书，每张证书印上成员的名字（使用大写的正式书法或有趣的彩色字体）。另外，证书上还写着"该成员已完成戏剧治疗的三十个疗理，不仅出席率与参与度很高，他还_____"剩余部分留白，每位成员填写自己的证书，最好写出自己在治疗中显著的成功与进步。

证书让成员有机会回顾与认清自己的成长与进步，尤其看到自己收获的生活技能。它还能为成员提供实实在在的认可，这一特性特别适合儿童或受情绪困扰的来访者，他们的生命中缺少完成一件事或获得成功的经历。有人认为这个技术很幼稚，因此最好在团体提出需要证书奖励后，治疗师再运用这个技术。事实上，在我的治疗经验中，很多成员都会提出这个想法。

当证书填写完整后，团体成员像家人一样围成圈，可选择读出证书内容。如果要进一步发展这个技术，其他成员可建议证书需要添加的成就，这位成员可选择是否真的加入大家的意见。当一位成员朗读完证书后，其他成员可在证书上签名，从而强化庆祝仪式的完结感。

疗程尾声旨在帮助成员带着经历与改变继续生活，合照会是一个很好的实物。照片不仅方便随身携带，还能减轻别离的痛苦。团体合照尤其适合在生活中经历别离的儿童。对他们来说最后的终结会特别困难。当治疗过程的记忆慢慢淡化时，成员在未来经历中获得些许力量。拍合照时，成员可选择摆出各种各样的姿势，间歇地定格成雕塑，并用相机记录下来，最后分发给每一位成员。

所有技术根据治疗单元和阶段分类，并根据治疗对象进一步分类。这些分类并不严格，大部分技术都跨越了不止一个类别。实践操作中评估治疗需求以及如何根据需求来应用这些技术，是非常复杂的过程。

在每个类别里，根据对各科技术的整体适应性的评估，将这些技术一一罗列，并将学生们使用频率最高的技术列在了最前面。另外，还根据各种技术之间的相互关系，将类似的技术列在了一起。

第二部分里的技术可用于截然不同的情况，虽然这些技术大多用于团体戏剧治疗，但其中大部分技术经过修改后，也可运用于个人和家庭戏剧治疗。此外，对治疗方法感兴趣并希望引入体验式活动的心理学从业者会发现这些技术十分有效。若来访者是语言交流不畅、社交能力较差、情绪表达有困难的儿童或青少年，或情绪躁动的弱势群体，以及滥用药物者或囚犯，治疗师会发现这些技术是很有帮助的。其中许多技术也可用于发育障碍或身体残疾者，以及创伤后压力症候群、饮食失调或受虐幸存者。

戏剧治疗非常适合团体合作，治疗师可轻易地将戏剧治疗技术融入团体语言治疗过程。很多技术不仅在临床实验中，而且在组织发展、教学和娱乐中都是语言治疗过程的催化剂。有一些技术还可用于社区活动、社交聚会以及家庭活动。所有人都能从戏剧性游戏里受益。创作性艺术治疗师和心理治疗师可能会很自然地将这些技术与治疗方法相结合。最后，关心专业训练与技术发展，并重视从表演过程达到个人成长的戏剧老师也会发现这些技术相当有效。

需要说明的是，戏剧治疗的技术历经发展过程，大多数技术来自世界各地的戏剧治疗师，他们在教学、培训以及治疗实务中有所实践并获得了相应的感受，一并介绍出来。中国戏剧治疗的技术道路空间还很大，中国化的道路更是极为漫长。为了尽力满足特定团体及其治疗需求，设计了第二部分里的绝大部分技术，但这些技术的原创程度各不相同。第一部分的戏剧性游戏影响了许多技术的发展；有些技术则是根据他人的技术发展而来的。来自他人的技术都有注明来源，最主要来自戏剧性游戏的创始人维奥拉·史波琳（Viola Spolin，1982，1983，1985，1986）。她的许多技术在国际戏剧工作坊里已有悠久历史。还有一些技术来自其他戏剧专家，包括：韦（Way，1967）、霍奇森和理查德（Hodgson&Richards，1967）、金（King，1975）、约翰斯道（Johnstone，1989）、巴克（Barker，1977）。因为这些技术都适合治疗过程和特定的治疗目标，所以将它们收录在本书里。在临床实验中运用过所有借鉴的技术，并在许多案例中对这些技术进行修改和调整。第二部分的借鉴技术没有单个原创者，这种情况可能与完形治疗、心理剧和舞动治疗中的技术相似。

参考文献

[1][美]阿瑟·罗宾斯著;孟沛欣译.作为治疗师的艺术家——艺术治疗的理论与应用[M].北京:世界图书出版公司北京公司,2006.

[2][巴西]奥古斯都·波瓦著;马利文,欧怡雯译.欲望彩虹——波瓦戏剧与治疗方法[M].北京:北京大学出版社,2019.

[3][英]保罗·威尔金斯著;余渭深译.心理剧疗法[M].重庆:重庆大学出版社,2016.

[4][英]Caroline Case,Tessa Dalley 著;陆雅青译.艺术治疗手册[M].台北:心理出版社股份有限公司,2017.

[5][美]CathyA Malchiodi 著;朱惠琼译.艺术治疗自我工作手册[M].台北:心理出版社,2013.

[6]陈珠璋,吴就君.由演剧到领悟[M].台北:张老师文化出版社,1983.

[7]邓旭阳,周曼云,吴雨晨.校园心理剧疗法理论与实践的探讨[J].南京师范大学学报,2000,(S):55-58.

[8][美]Robert L. Masson,[美]Rilet L. Harvill 著.洪炜等译.团体咨询的策略与方法.北京:中国轻工业出版社,2000.

[9][英]多洛丝·兰格丽著;游振声译.戏剧疗法[M].重庆:重庆大学出版社,2016.

[10]樊富珉.团体咨询的理论与实践[M].北京:清华大学出版社,1996.

[11][美]Gerard Egan 著;郑维廉译.高明的心理助人者[M].上海:上海教育出版社,1999.

[12][美]亨利·克罗斯.故事与心理治疗[M].台北:张老师文化出版社,2013.

[13][美]吉儿·佛瑞德门,金恩·康姆斯著;易之新译.叙事治疗[M].台北:张老师文化事业股份有限公司,2000.

[14][美]Jo Salas著;吕秀明,吴海茵译.给特殊儿童的音乐治疗[M].北京:中国轻工业出版社,2020.

[15][美]劳瑞·杜西著;吴佳绮译.超越身体的疗愈[M].台北:心灵工坊文化事业股份有限公司,2008.

[16]赖念华.简介社会计量在团体治疗中的运用(上)[J].资商与辅导232期,2005,44-49

[17]赖念华.心理剧创始人马任诺和心理剧发展历史[J].台北北区大学院校辅导咨询中心通讯,2005,(40-43),71-76

[18][美]蕾妮·伊姆娜著;徐琳,别士敏译.演出真实的生命[M].北京:北京师范大学出版社,2018.

[19]李建中.试论"校园心理剧"在大学生心理健康教育中的作用[J].西南交通大学学报(社会科学版),2002,(2)

[20]李鸣.心理剧的历史和理论[J].临床精神医学杂志,1995,(6)

[21]吕秋芳.谈"心理剧"在心理健康教育中的应用[J].教育艺术,1999,(11)

[22][英]Marcia Karp著;陈镜如译.心理剧入门手册[M].台北:心理出版社,2002.

[23][英]Marcia Karp. Handbook of Psy-chodrama[M]. London:Routledge-Taylor and Francis Group,1998.

[24]M. katherine Hudgins著;陈信昭,王环莉,郭敏慧译.创伤后压力障碍症的经验性治疗[M].台北:心理出版社,2004.

[25]莫雷.学校心理辅导技术专题之一:角色扮演技术在心理辅导中的应用(上、下)[J].人民教育,2000,(9)(10)

[26][俄]摩谢·费登奎斯著;易之新译.身体的智慧[M].台北:张老师文化事业股份有限公司,2017.

[27][德]N.佩塞施基安著;白锡坤译.积极心理治疗[M].北京:社会科学文献出版社,1997.

[28][英]Paul Holmes著;谢玲,杨大和译.客体关系理论与心理剧[M].台北:张老师文化事业股份有限公司,2002.

［29］［美］Peter Felix Kellermann 著;陈信昭,李怡慧,洪启惠译. 心理剧与创伤［M］. 台北:心理出版社,2003.

［30］［英］James Joyce 著;叶红萍译. 格式塔咨询与治疗技术［M］. 北京:中国轻工业出版社,2005.

［31］［美］S. Cormier,［美］B. Cormier 著;张建新译. 心理咨询师的问诊策略［M］. 北京:中国轻工业出版社,2000.

［32］［美］Sheldod D. Rose 著;翟宗悌译. 青少年团体治疗［M］. 上海:华东理工大学出版社,2003.

［33］石红. 心理剧与心理情景剧［M］. 北京:北京师范大学出版社,2006.

［34］王慧君. 团体领导者训练实务［M］. 台北:张老师文化事业股份有限公司,1980.

［35］田国秀. 团体心理游戏实用解析［M］. 北京:学苑出版社,2010.

［36］王行,郑玉英. 心灵舞台:心理剧的本土经验［M］. 台北:张老师文化出版社,1993.

［37］吴秀碧. 团体咨商与治疗［M］. 台北:五南图书出版股份有限公司,2017.

［38］徐光兴. 临床心理学［M］. 上海:上海教育出版社,2001.

［39］徐西森. 团体动力与团体辅导［M］. 台北:心理出版社,1997.

［40］周晓虹. 社会心理学［M］. 上海:上海人民出版社,1996.

［41］周玉萍,唐文忠. 心理剧疗法对提高精神分裂症患者自尊水平的研究［J］. 中国心理卫生杂志,2002,16(10):669-671

附 录

附录一：戏剧治疗常用技术一览表

目标	常用技术	疗程阶段
情感表达	重复台词（Line Repetition） 团体情绪（Group Mood） 模仿练习（Mirror Exercises） 动作配音（Sounding the Movement） 面具和默剧（Masks and Mime） 情绪雕像（Emotional Statues） 雕塑场景（Sculpting a Scene） 情绪空间（Emotional Spaces） 情绪乐队（Emotional Orchestra） 声音游戏（Voice Games） 无声的呐喊（Silent Scream）	初始阶段
团体互动	分类分组（Categorical Groupings） 快速握手（Fast-Speed Handshake） 假装你是他（Introducing yourself as Another） 神秘派对（Party with Secret Roles） 偶遇角色（Roles that Meet the Occasion） 惊喜电话（Surprise Phone Calls） 泡沫战争和飘浮气球（Bubble War and Balloon Float）	初始阶段

肢体活动	躲闪（Dodging） 背靠背（Back Pushes） 不离座（Don't Get Up） 身体接触（Body Connections） 夹气球（Balls Between Backs） 背面对话（Back Dialogues） 四角短跑（Four-Corner Dash） 突破或进入圈子（Break Out of/into the Circle） 新音乐椅（New Musical Chairs） 绳子游戏（Rope Games）	初始阶段
信任感	跌倒扶（Nurturing Falls） 圆圈跌倒扶（Circle Falls） 两排跌倒扶（Falling Between Two Rows） 伙伴跌倒扶（Partner Falls） 伙伴依靠（Partner Leans） 人群举高（People Lifts） 蒙眼走动（Blind Walks Revisited） 引导自行（Partner Blind Walks） 摸头辨识（Head Identification） 跟随我的声音（Follow My Sound） 跟随我的气味（Follow My Scent） 跟随我的指示（Follow My Directions） 辨识带领者（Identify Your Leader） 团体蒙眼走动（Group Blind Walks） 找回相同的手（Find the Same Hands） 布娃娃游戏（Rag Doll）	初始阶段
观察 与专注	抛球练习（Ball Throws） 圆圈抛球（Circle Ball Throw） 抢球游戏（Get the Ball） 猜地方（Guess Where We Are） 猜主题（Guess the Topic） 人偶（People Puppets） 空间想象（Space Substance）	初始阶段

表达与沟通	魔术电话（Telephone） 手势游戏（Hand Gestures） 胡言乱语（Gibberish） 召唤情绪（Calling Out Emotions） 配音与静默情景（Dubbing and Silent Scene） 传达信息（Breaking the News） 对嘴唱录影（Video Lip-Syncing）	疗程中期
性格与角色发展	家庭角色（Family Roles） 电视采访（TV Interviews） 隐藏冲突（Hidden Conflict） 剧本场景（Scripted Scenes）	疗程中期
团体合作	加入场景（Join the Scene） 转化场景（Transformations） 法庭审判（Court Trial） 理想治疗社区（Ideal the rapeutic Community） 理想星球（Ideal Plane） 创作一出戏剧（Let's Make a Play） 祝贺（Congratulations）	疗程中期
自我启示	雕塑与自我雕塑（Sculpting and Self-Sculptures） 自我面具（Self-Masks） 建立关系（Establish the Relationship） 生命中的一个人（Person in Your Life） 不同年纪的你（Yourself at Different Ages） 自我启示表演（Self-Revelatory Performance） 面对自我录影（Confronting Yourself on Video）	疗程中期
给予与收获	夹手游戏（Hand-Squeeze） 转化物件（Transforming the Object） 转化真实物件（Transforming the Real Object） 转化报纸（Transforming the Newspaper） 传递实物（Passing the Substance） 传递面部表情（Passing the Facial Expression）	疗程尾声

集体创意	魔术盒（Magic Box） 戏剧性仪式（Theatre Ritual） 构思故事与讲故事（Story-Building and Storytell-ing） 一人一字接龙（One-Word-at-a-time） 叙述和呈现故事（Narrating and Enacting a Story） 回演（Play Back） 互相讲故事（Mutual Storytelling） 讲述个人故事（Personal Storytelling） 幸运地/不幸地（Fortunately/Unfortunately） 整体（或机器）的一部分（A part of a whole（or machine）） 团体塑像（Group Statue） 团体诗歌（Group Poem）	疗程尾声

附录二：Z. 莫雷诺戏剧治疗研究所戏剧治疗技术三等级水平资格认证的训练指导手册（Training Guidelines for Expected Competence in Psychodramatic Skills for the Three Levels of Certification，2005）

纲要

目前国际 Zerka Moreno 戏剧治疗研究所每年冬夏两季提供小组培训，包括成长小组、训练小组和督导小组。同时计划为青少年、夫妻治疗和家庭治疗的小组提供社会剧。

我们设计不同的工作坊，以适应各种组织的需要，包括心理健康、教育、商务、政府和宗教信仰等各领域。我们为专业人员提供戏剧治疗训练，他们或想在自己的专业领域中扩展技术，或想成为具有资格的戏剧治疗家。

戏剧治疗的获益者

公共事业、心理健康、教育、改造、宗教信仰和社区发展及相关领域的学生和专业人员。

进食障碍、创伤经历、成瘾、个人或人际关系不和谐、家庭/夫妻之间的冲突、职业困难和/或生活环境变迁带来的困难。

培训要求和认证过程

培训要求

I级水平戏剧治疗助手/初级导演（LEVEL I–Psychodrama Assistant）

（需要相关领域学士学位，不低于300小时的培训）

一、方法（Methodology）

学员必须具备运用以下方法的能力：

1. 辅助自我

①基本上能够扮演出主角用言语和身体描述的角色，再造和扩展言语的内容，身体交互运动和角色的姿势，以推进治疗进程。

②社会调查者那样解释和拓展角色。

③扮演各种角色，包括不同年龄、文化和宗教。

④运用个人的经验，扩展和夸大角色，成为一个社会调查者。

⑤与导演配合。

⑥通过似是而非的观点使情感冲突最大化，以此来突破剧情的困境，使治疗活动更为深入。

⑦主角的线索，使其得到宣泄，以支持主角。

⑧能够扮演各种镜像，如支持者、挑战者、爱追根求底的人。

2. 指导热身活动的能力

3. 自愿当主角

4. 指导场景设置的能力

5. 当主角在角色互换时，成为社会调查者的能力

6. 指导分享活动的能力

二、理论（Theory）

1. 在理论方面，I级水平的学员必须了解戏剧治疗过程中的热身、表演、分享、宣泄、具体化和整合的意义与目的

2. 理解主角、配角、导演的角色及舞台和小组分享的应用

3. 自发性，创造性，文化沉淀，过剩现实，角色互换，场景设置，

空椅技术，时间和空间的理论和功能以及他们与热身过程的关系

4．理解社会网络工作，个人社会微粒和集体的社会组织诊治

三、个人成长（Personal Growth）

学员需要做到：

1．成为一名主角

2．理解自身的问题

3．理解自身热身过程及其在小组中的影响

4．理解自身自发的能力及个人自发商数

Ⅱ级水平中级戏剧治疗导演（LEVEL Ⅱ–Psychodrama Director）

一、方法（Methodology）

学员必须具备运用以下方法的能力：

1．理解自己在小组中的社会人际位置

2．理解小组中每个组员的社会人际位置

3．设计热身活动

4．指导一个小组

5．理解小组动力

6．理解小组的主题

7．指导一流的戏剧治疗

8．指导表演的社会关系网图

9．指导角色训练

10．共同导演

11．指导自发性训练

12．运用镜像技术、替身（mirroring，doubling）、最大化等技术

13．避免阻抗

14．拟订自身的社会微粒

二、理论（Theory）

学员必须了解以下内容：

1．角色理论：在角色选择、角色扮演和角色创造中的角色训练过程

2．什么是戏剧治疗、社会剧、辐射剧、自发剧和独角戏

3．社会组织诊治：社会组织诊治网络工作，社会组织诊治中心，孤

立者，被拒绝者，成对者，三个一组和链锁关系等社会关系网图中的相应关系

三、个人成长（Personal Growth）

在个人成长过程中学员必须做到：

1. 不断做主角并解决个人问题

2. 逐渐成为戏剧治疗导演和小组领导者

3. 继续协调个人情感及与他人的关系

4. 客观接受自我和他人

5. 不断提高自我和他人的自信心和自发性

6. 不断成长和改变

Ⅲ级水平高级戏剧治疗导演（LEVEL Ⅲ-Advanced Psychodrama Director）

一、方法（Method）

学员必须具备运用以下方法的能力：

1. 指导·个完全一流的戏剧治疗

2. 在不同的环境下进行指导

3. 估计主角的能力，以提高或减少戏剧治疗的紧张度

4. 在时空的限制下提高戏剧治疗的效果

5. 指导和解释社会关系网图的重要性

6. 指导具有多主角剧

7. 指导教学剧

二、理论（Theory）

学员必须了解以下内容：

1. 小组中社会组织诊治的作用

2. 对比研究戏剧治疗和心理治疗的其他领域

3. 戏剧治疗的过程

三、个人成长（Personal Growth）

学员必须做到：

1. 对个人成长和智力发展负责

2. 继续致力于学习

3.　继续增进个人自发性和创造性

4.　通过写作和绘画来保持个人日志

5.　理解导演戏剧治疗的过程

6.　理解小组沉默时的小组动力

7.　在热身过程中理解小组和出现的主角

8.　在感情冲突下分辨角色

9.　理解小组成员间的关系

10.　理解小组的期望和目的

11.　对戏剧治疗过程的控制，包括戏剧治疗的结构，配角的作用，戏剧治疗的开始，表演和分享过程

12.　能够用社会组织诊治来加强小组成员之间的关系

13.　对戏剧治疗的结果作出评价，以及在满足表演欲望、减少忧虑方面的作用。意识到在宣泄之后情感的变化。注意被忽略的部分

14.　对运用不同方式导演戏剧治疗开头和结尾的可能性作出评价。在将来对哪些方面需要注意，导演在剧中是否忽略了什么

15.　回想你在剧中学到了什么，对你的个人成长有什么帮助

附录三：戏剧治疗导演认证考试的标准和资格

一、训练时间（Training Hours）

1.　训练必须在一个 TEP（Trainer，Educator，Practitioner）小组的指导下进行，即由美国戏剧治疗、社会组织诊治和团体心理治疗考核委员会认证的训练者、教育者和实务工作者。训练时间必须累计达到 1000 个小时，同时训练员必须由 Z. 莫雷诺戏剧治疗研究所考核委员会核准。

2.　至少指导过 80 个戏剧治疗，其中至少 40 个必须由 Zerka Moreno 戏剧治疗研究所考核委员会督导。

二、教育（Education）

1.　至少拥有硕士学位或者是一名精神病医师

2.　学位必须属于以下领域：心理学，咨询，教育学，社会学，社会工作，医学，或者护理学

3. 学习内容包括人格理论、精神病理学和小组动力学

三、推荐（Recommendations）

报考者必须由两位 TEP（Trainer, Educator, Practitioner）推荐：一个主训练者和一个副训练者。

四、考试内容（Content of Examination）

1. 历史

2. 哲学

3. 社会组织诊治

4. 理论和方法论

5. 道德规范

6. 相关领域

五、现场考试（On Site Examination）

导演一个典型的戏剧治疗

附录四：戏剧治疗——螺旋治疗模式（螺旋戏剧治疗）培训要求

本体系具有简便、明晰、易于把握、安全温和的特点，国际螺旋治疗机构（TSI, International Therapeutic Spiral）根据中国的文化和现实特点，在原有的课程体系基础上，加以修订，制定出 3 年 12 单元的培训课程体系，

具体如下：

培训说明

每年 TSI 会提供四个有针对性的训练工作坊，每个训练工作坊时间为期 4 天，40 学时。你可以参加单一一项学习，将其中的技术和方法运用到工作中，也可以参加完相应的培训内容，通过评估，获得专业辅角、助理导演和导演的资格。

一、培训内容

（一）TSM 核心课程

1. 创伤幸存者的内在心理角色原子（TSIRA）

2. 自我体验和个人成长课

3. 包容性替身

4. 对防御机制工作

（二）TSM 临床课程

1. 与创伤角色——遇害者、加害者安全工作

2. TSM 临床基础

3. 移情和反移情

4. 创伤幸存者的投射认同

（三）TSM 应用实习课程

1. 创伤幸存者的内在心理角色原子（TSIRA）

2. 自我体验和个人成长课

3. 包容性替身（一）

4. 包容性替身（二）

二、资格水平

（一）专业辅角

1. 能示范身体替身和包容性替身

2. 能选择有退行的遇害者、加害者角色

3. 在训练团队会议中能分享自己的创伤，并让团队有治疗性帮助（获益）

4. 通过一位训练师的实践评估

（二）助理导演

1. 能导演四种剧：（1）修复与更新；（2）准确把握创伤；（3）创伤的核心探索；（4）促进行动和改变

2. 能指导团体会议

3. 能提供团体外圈的团体包容者

4. 能指导外圈的 TSM

5. 能分享来自导演位置的创伤和感受

6. 通过两位不同训练师的实践评估

（三）导演

1. 能导演四种剧

2. 能导演六个安全步骤

3. 能分享来自导演位置的创伤和感受

4. 能没有督导师的指导，能独立指导团队

5. 通过两位不同训练师的实践评估

三、资格申请与评估

1. 申请：参加过介绍团体和自我体验训练，本人自愿提出申请

2. 评估：一般情况下，专业辅角、助理导演和导演的接受督导培训 2 次，共 6 次；每阶段进行合格评估 1 次，共 3 次